健康智多星 青少年健康科普系列丛书

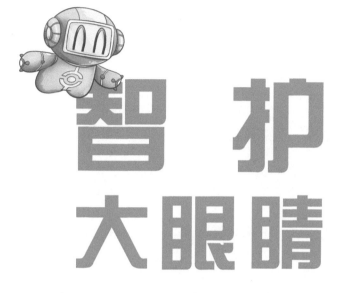

智护
大眼睛

总主编　钱海红　曾 艺

主　编　周行涛

副主编　赵 婧

编 委　张 哲　张一然

复旦大学 出版社

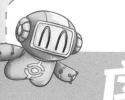

序言

　　眼睛，是心灵的窗户，是我们感受这色彩斑斓世界的视觉器官，在人们日常的学习、工作和生活中都发挥着无可比拟的作用。青少年是祖国的未来，少年儿童的身体健康，对个人成长成才、国家和社会的长足发展都具有积极意义。

　　世界卫生组织的研究报告显示，2018 年，中国近视患者人数多达 6 亿，青少年近视率很高。青少年近视的背后，既有电子产品普及等客观原因，也有防护意识不到位、防护知识缺乏等主观原因。习近平总书记强调，全社会都要行动起来，共同呵护好孩子的眼睛，让他们拥有一个光明的未来。

　　在预防青少年近视、通往清晰"视"界的道路上，科学知识始终是我们的有力指引。只有充分了解我们的眼部构造，了解近视等各类眼部疾病的原因，掌握科学的护眼方法，才能真正保护好我们明亮的眼睛，享受健康的生活。由复旦大学科普团队原创出版的"健康智多星"青少年健康科普系列丛书之《智护大眼睛》，聚焦青少年儿童视力保护主题，采用连环漫画的生动形式，面向广大读者尤其是青少年读者，介绍近视眼的成因、预防方法等。在这本引人入胜、寓教于乐的科普漫画书中，我本人也荣幸地"化身"其中一位漫画人物，通过与"小智"等小朋友和"晶晶"等电子萌宠的互动情节，传播实用有益的护眼知识，帮助大家从看书、学习、运动等不同的生活场景开始，注意做到健康用眼、科学护眼。

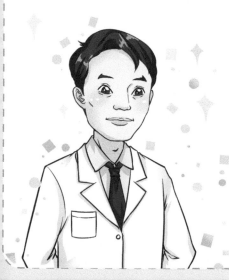

　　保护视力健康，守护光明人生，点亮美好未来。希望每位翻开《智护大眼睛》的读者，都能享受这段精彩的阅读旅程，将书中的知识运用到实际生活的点点滴滴中，呵护美丽的大眼睛，更好地去探索和享受我们的大千世界。

周行涛

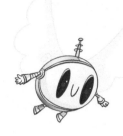

目 录

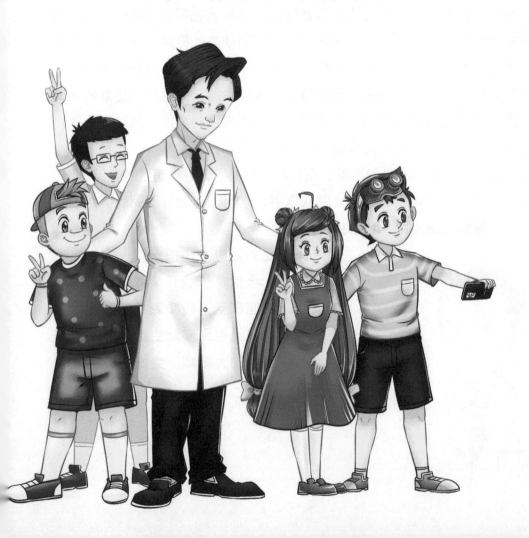

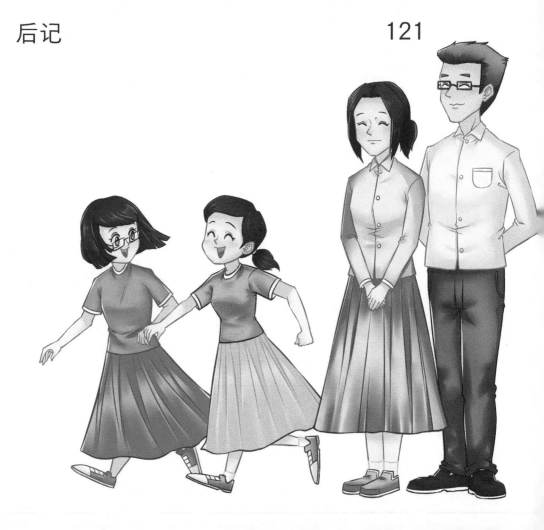

人 物 简 介

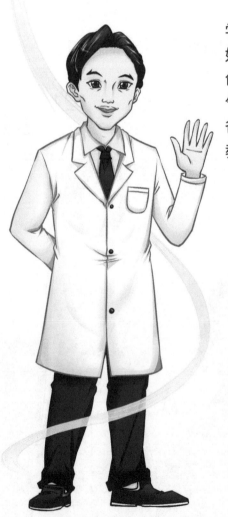

晶晶： 萌宠机器人，周行涛医生的爱眼小助手。

小智： 男，12岁，小学五年级学生，爱好科学，好学善思，喜欢实验研究和创造发明，是学校里小有名气的"小科学家"。小智的爸爸是人工智能领域的大学教授，妈妈是医生。

周行涛： 眼科专家，复旦大学附属眼耳鼻喉科医院院长，教授，主任医师，博士生导师。

伊宝：小智在爸爸的实验室创造出的超智能机器萌宠，平时软萌可爱，拥有超强储存、时空穿越、武器攻击和强力保护等各类魔法技能，喜欢唱歌。

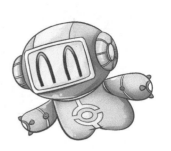

萱萱：女，8岁，小学二年级学生，小智的妹妹，开朗可爱、充满童真，喜欢问十万个"为什么"。

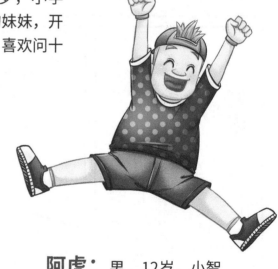

阿虎：男，12岁，小智的同班同学，爱吃甜食，最喜欢的食物是冰激凌。虎头虎脑，有时反应慢半拍，正义感强，喜欢冒险。

近视：

"照相机"怎么了？

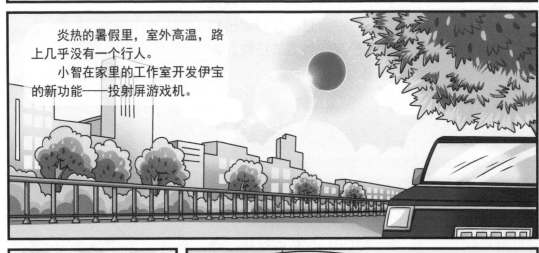

炎热的暑假里，室外高温，路上几乎没有一个行人。

小智在家里的工作室开发伊宝的新功能——投射屏游戏机。

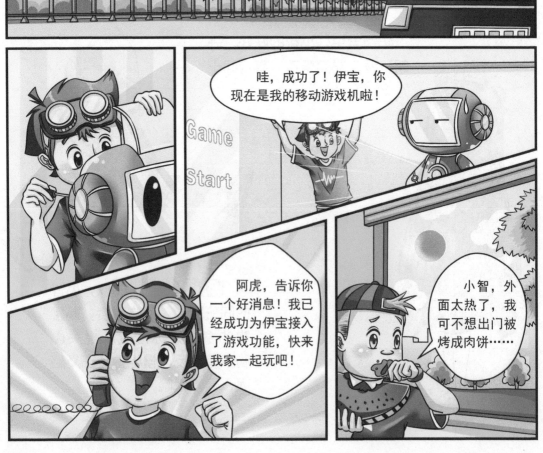

哇，成功了！伊宝，你现在是我的移动游戏机啦！

Game
Start

阿虎，告诉你一个好消息！我已经成功为伊宝接入了游戏功能，快来我家一起玩吧！

小智，外面太热了，我可不想出门被烤成肉饼……

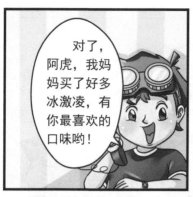

对了，阿虎，我妈妈买了好多冰激凌，有你最喜欢的口味哟！

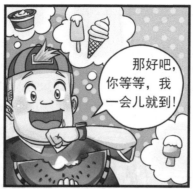

那好吧，你等等，我一会儿就到！

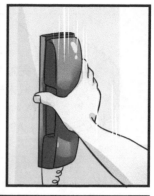

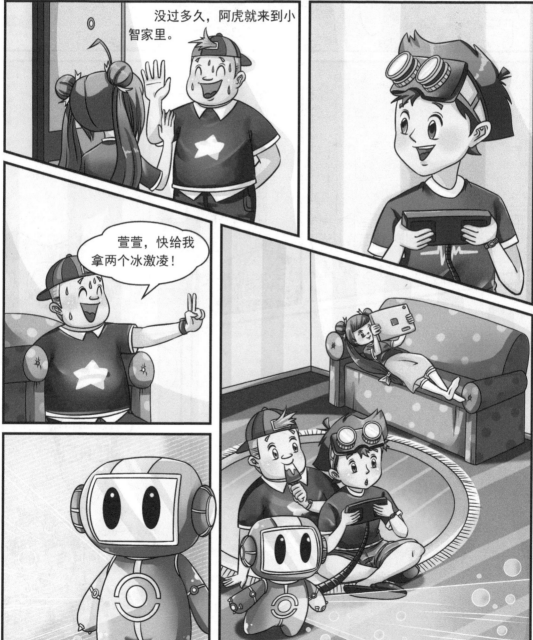

没过多久，阿虎就来到小智家里。

萱萱，快给我拿两个冰激凌！

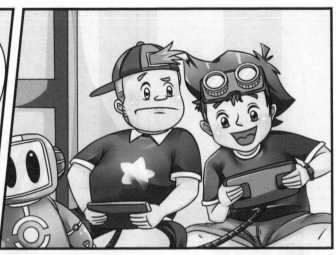

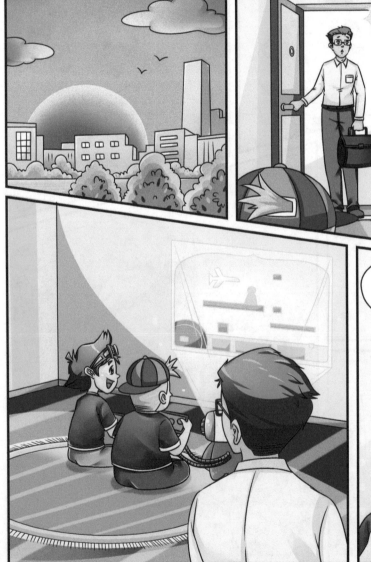

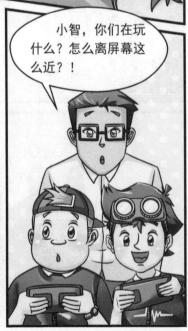

10

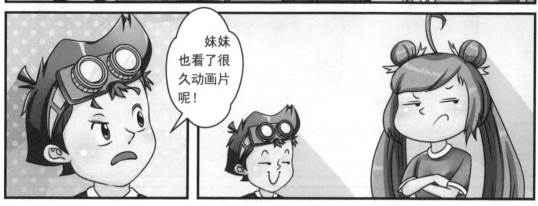

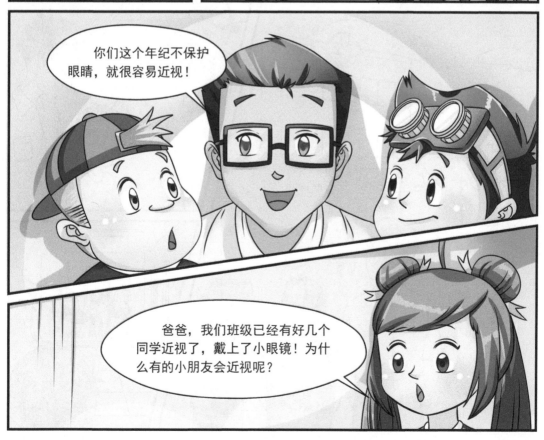

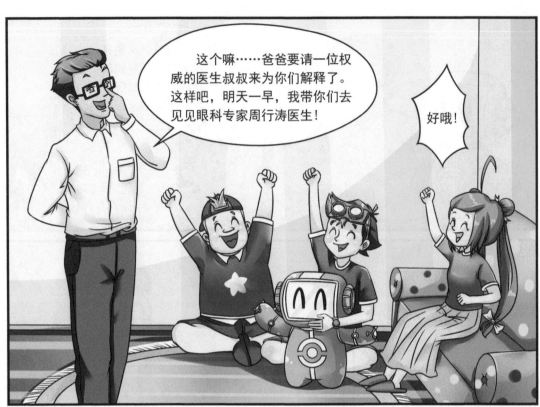

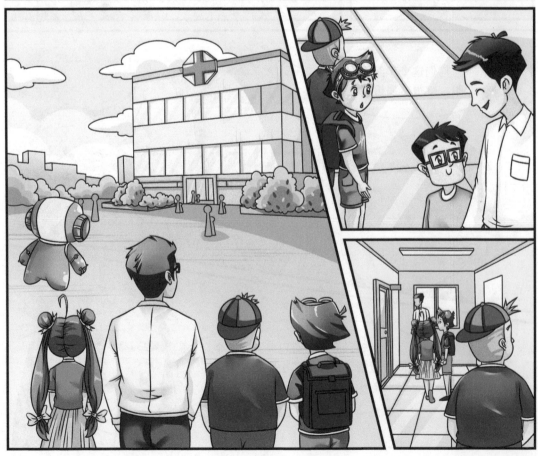

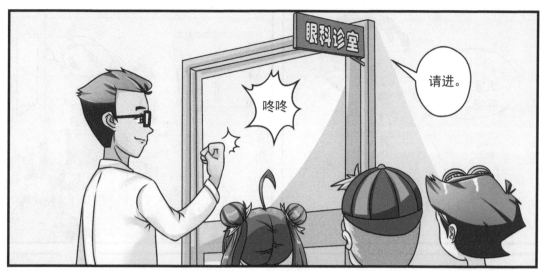

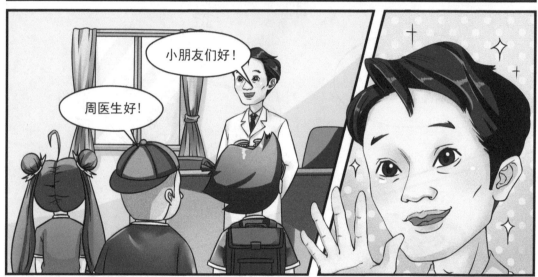

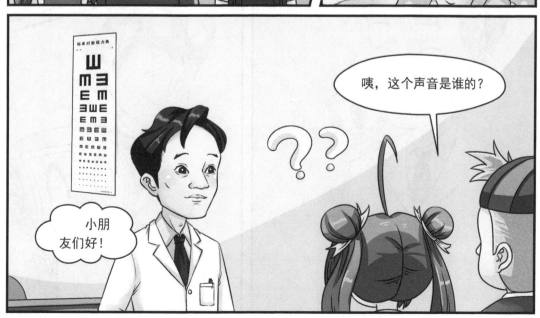

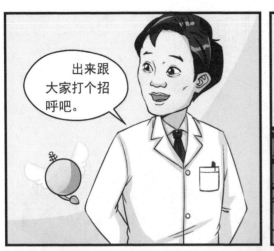

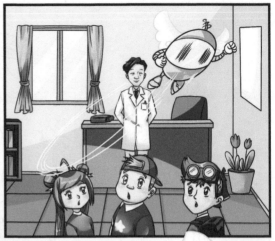

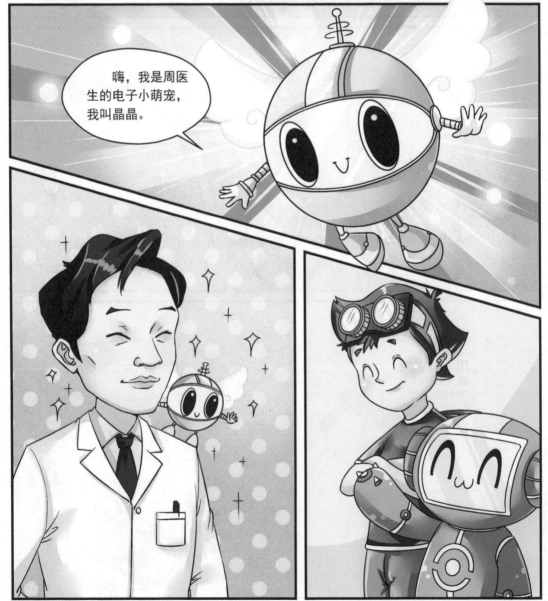

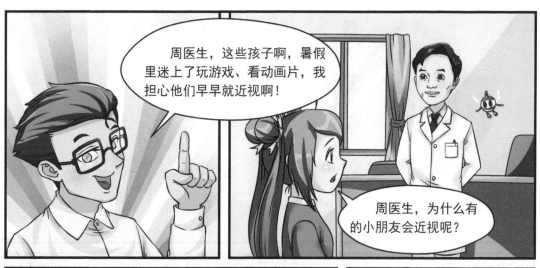

周医生，这些孩子啊，暑假里迷上了玩游戏、看动画片，我担心他们早早就近视啊！

周医生，为什么有的小朋友会近视呢？

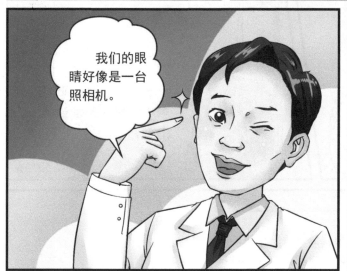

我们的眼睛好像是一台照相机。

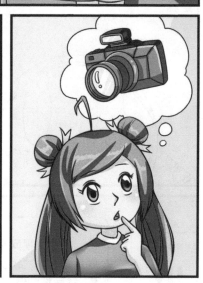

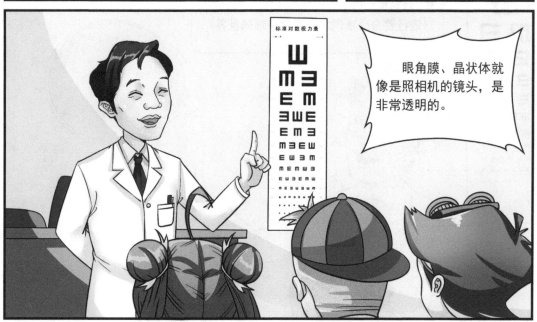

眼角膜、晶状体就像是照相机的镜头，是非常透明的。

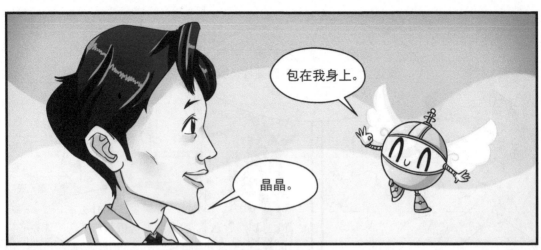

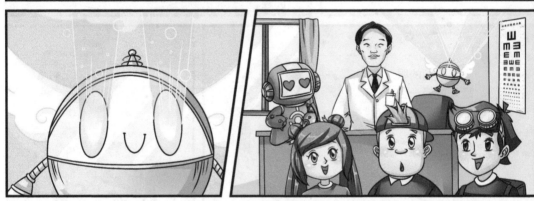

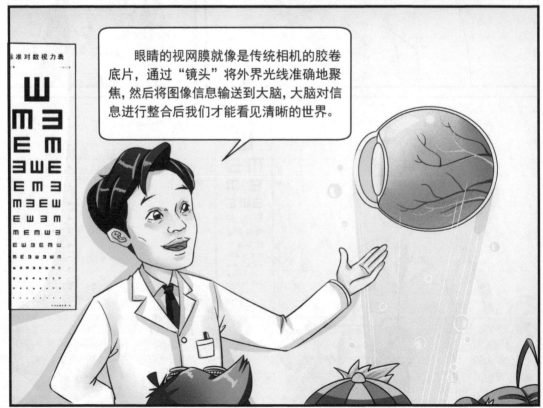

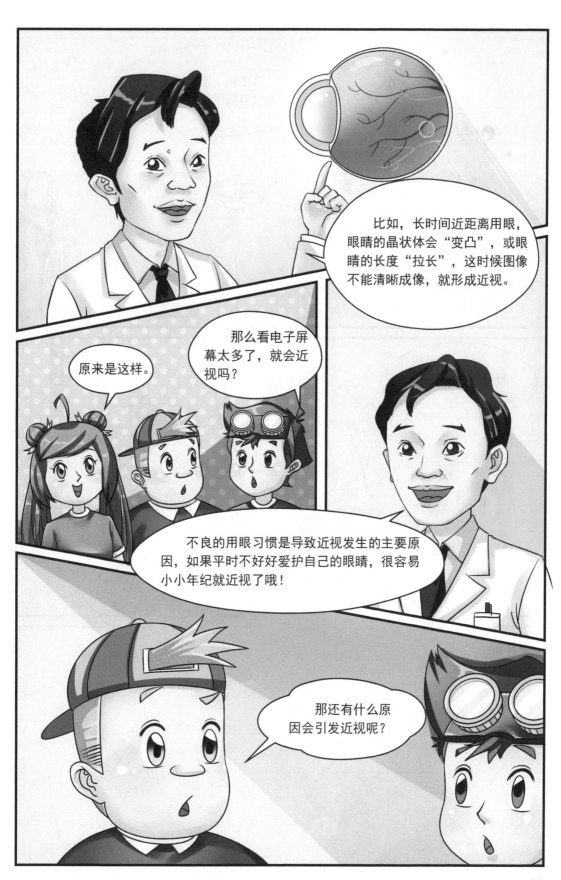

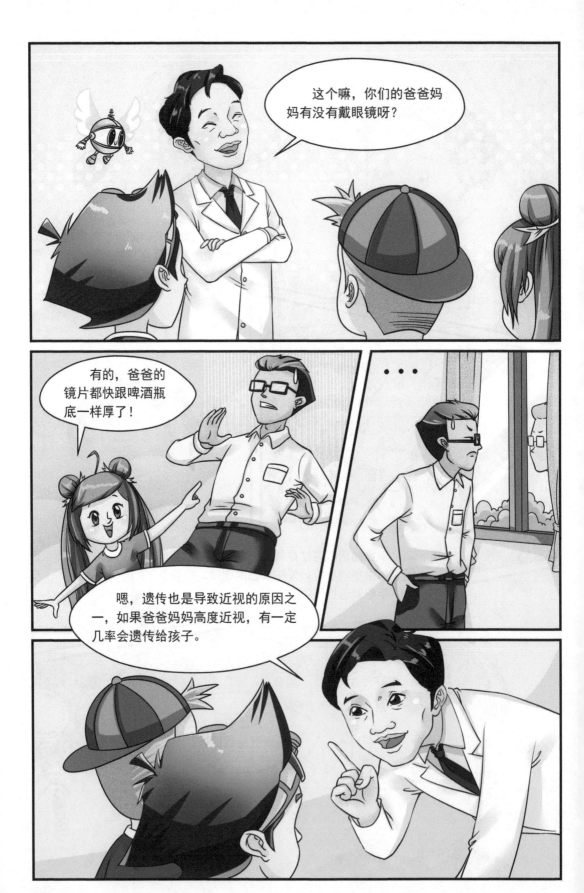

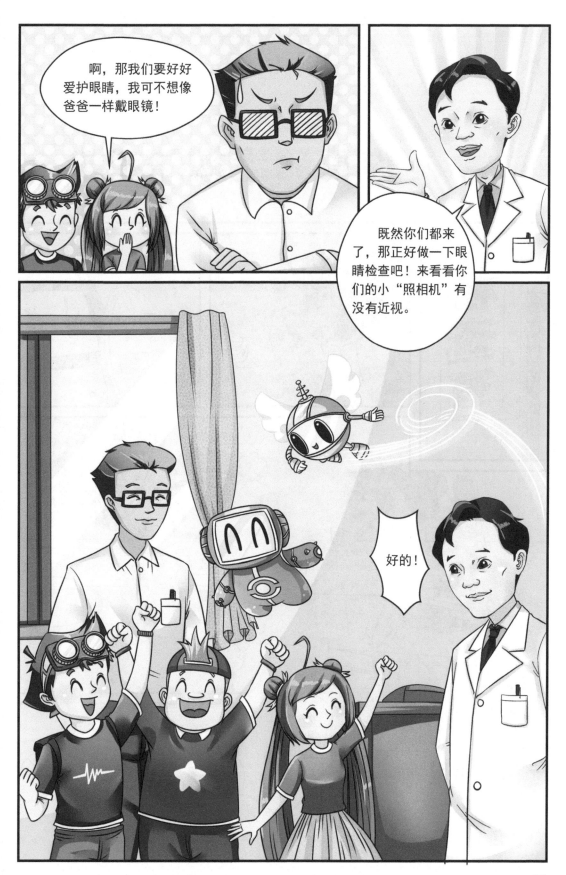

19

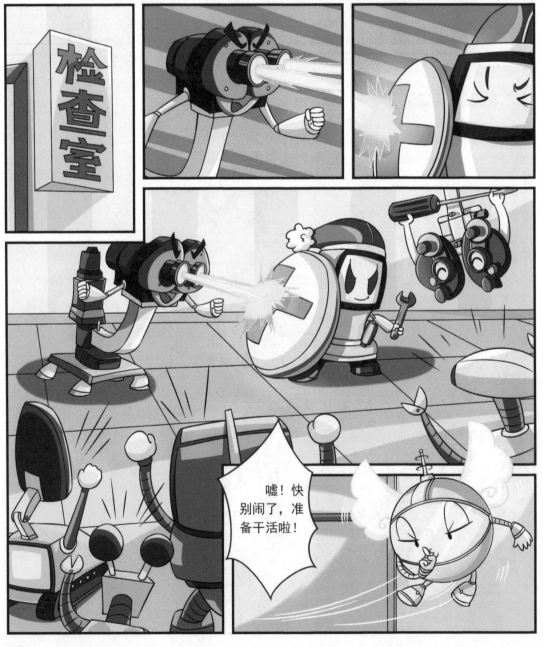

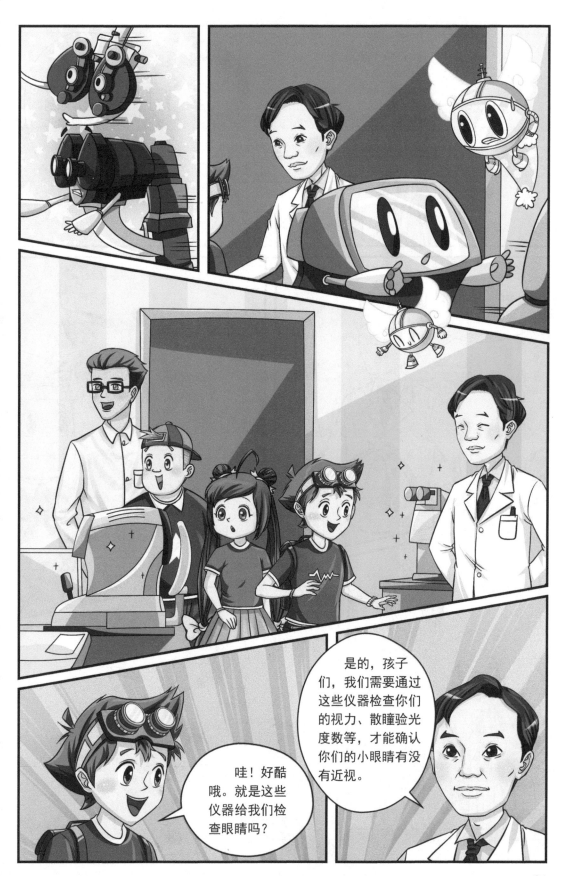

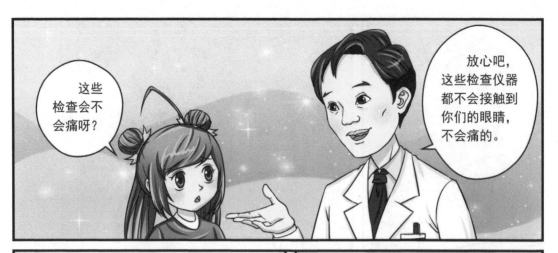

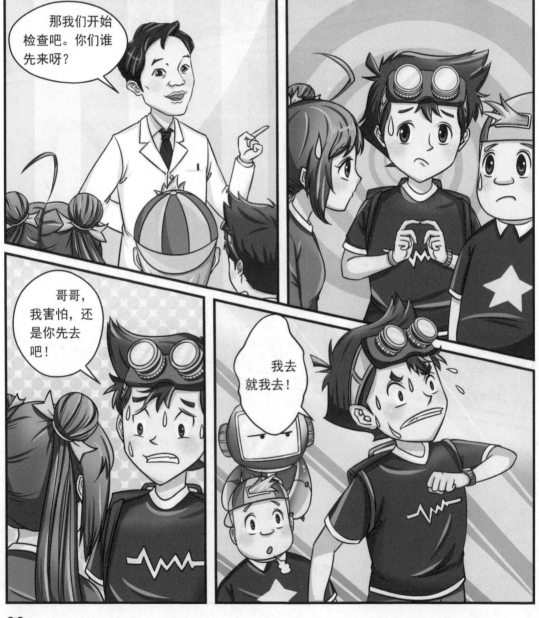

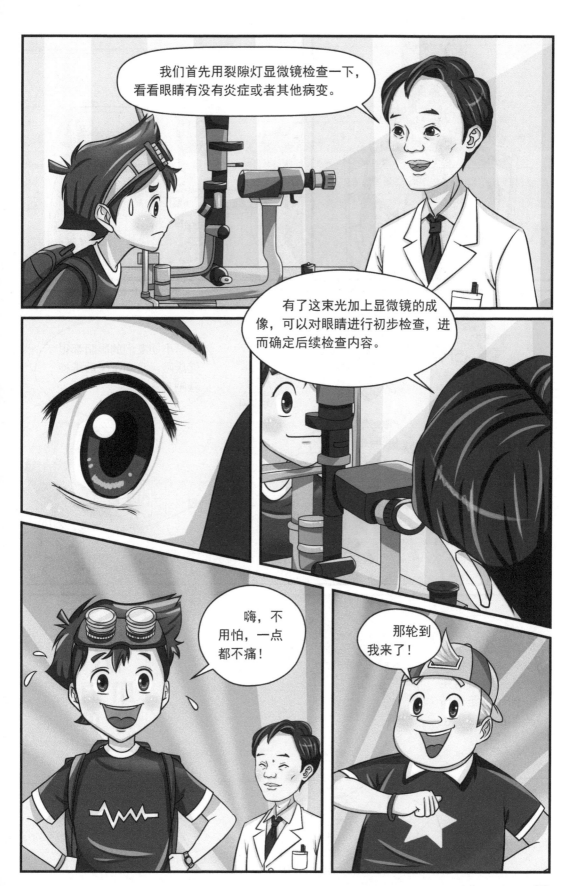

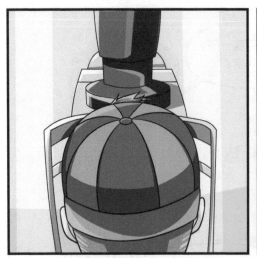
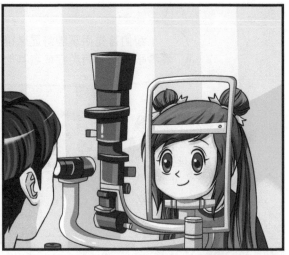

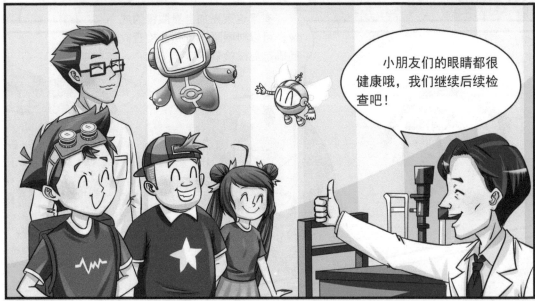

小朋友们的眼睛都很健康哦，我们继续后续检查吧！

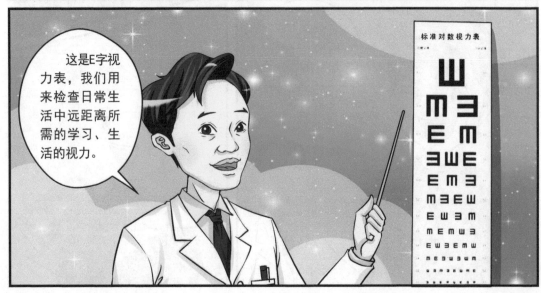

这是E字视力表，我们用来检查日常生活中远距离所需的学习、生活的视力。

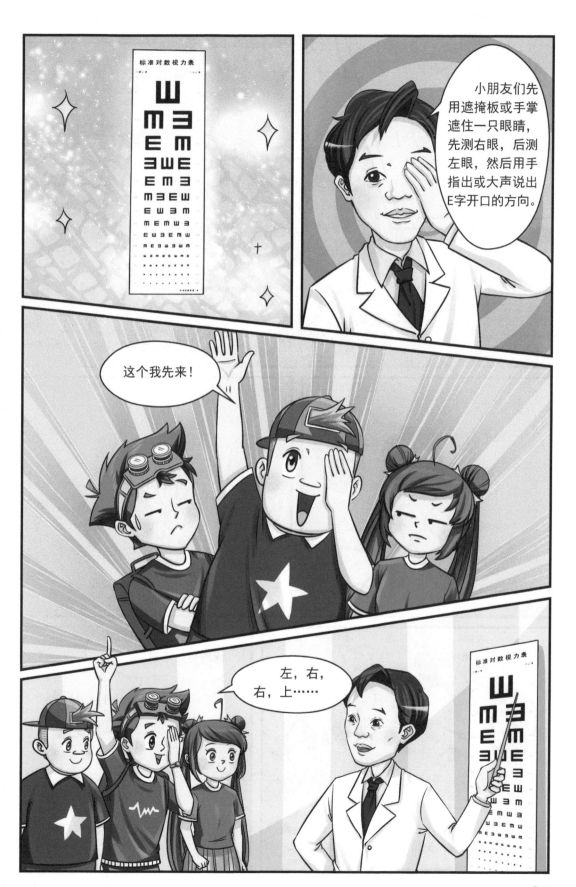

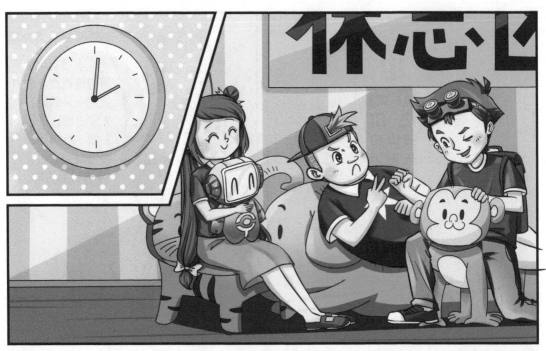

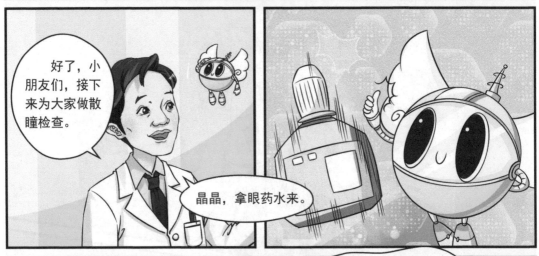

好了，小朋友们，接下来为大家做散瞳检查。

晶晶，拿眼药水来。

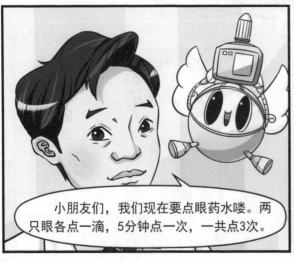

小朋友们，我们现在要点眼药水喽。两只眼各点一滴，5分钟点一次，一共点3次。

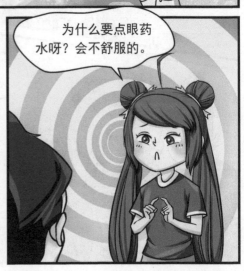

为什么要点眼药水呀？会不舒服的。

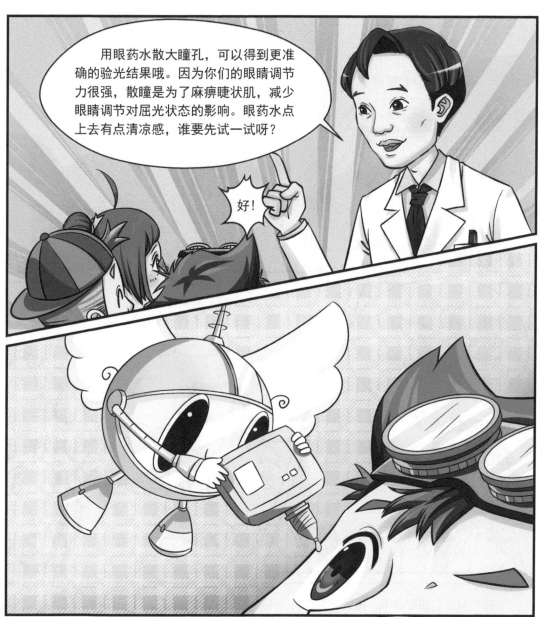

用眼药水散大瞳孔，可以得到更准确的验光结果哦。因为你们的眼睛调节力很强，散瞳是为了麻痹睫状肌，减少眼睛调节对屈光状态的影响。眼药水点上去有点清凉感，谁要先试一试呀？

好！

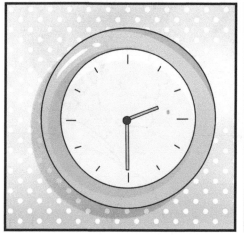

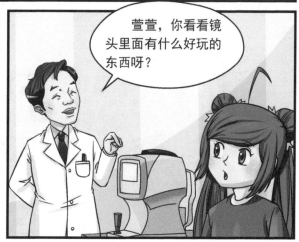

萱萱，你看看镜头里面有什么好玩的东西呀？

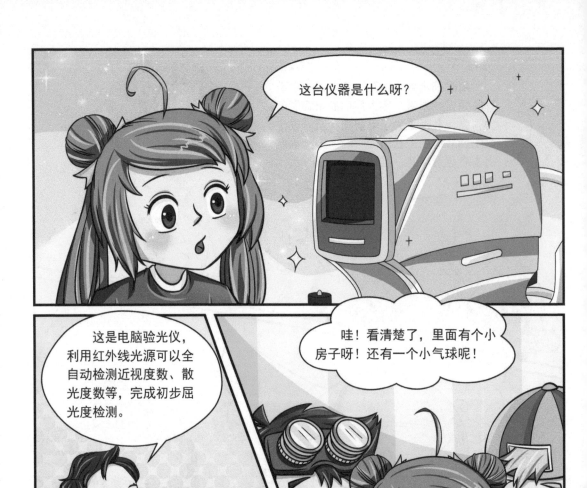

这台仪器是什么呀？

这是电脑验光仪，利用红外线光源可以全自动检测近视度数、散光度数等，完成初步屈光度检测。

哇！看清楚了，里面有个小房子呀！还有一个小气球呢！

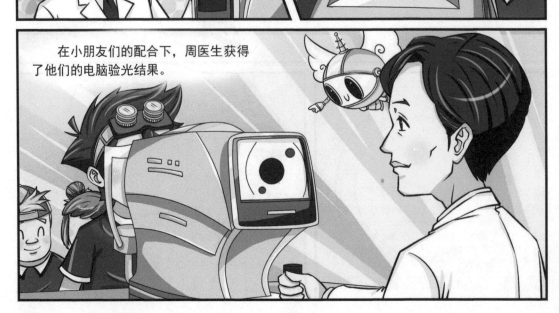

在小朋友们的配合下，周医生获得了他们的电脑验光结果。

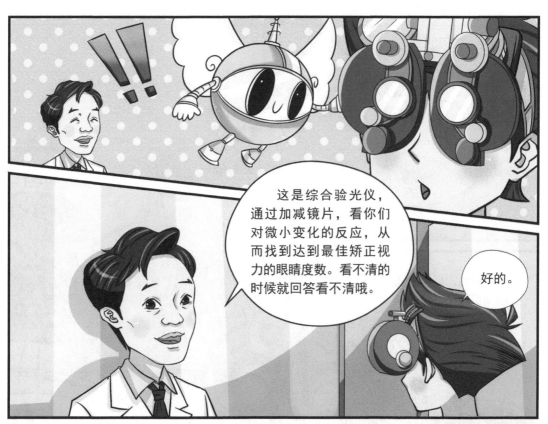

这是综合验光仪，通过加减镜片，看你们对微小变化的反应，从而找到达到最佳矫正视力的眼睛度数。看不清的时候就回答看不清哦。

好的。

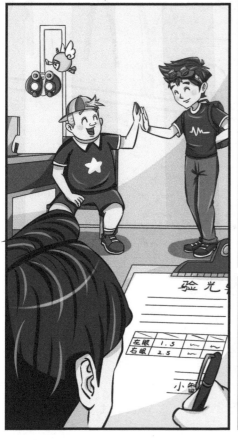

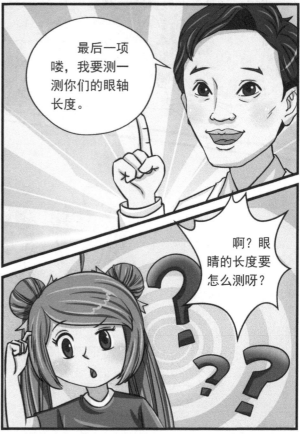

最后一项喽，我要测一测你们的眼轴长度。

啊？眼睛的长度要怎么测呀？

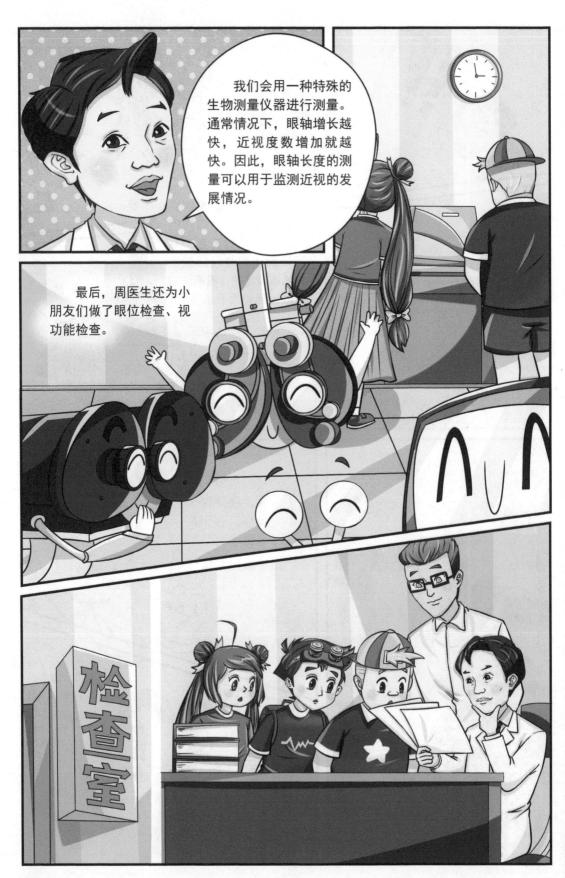

我们会用一种特殊的生物测量仪器进行测量。通常情况下，眼轴增长越快，近视度数增加就越快。因此，眼轴长度的测量可以用于监测近视的发展情况。

最后，周医生还为小朋友们做了眼位检查、视功能检查。

检查室

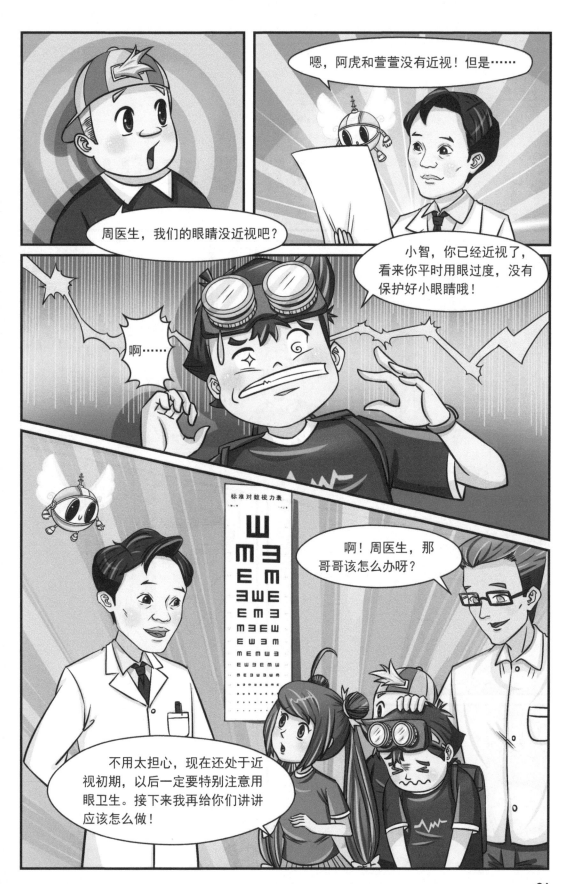

近视防控：
小秘诀要牢记！

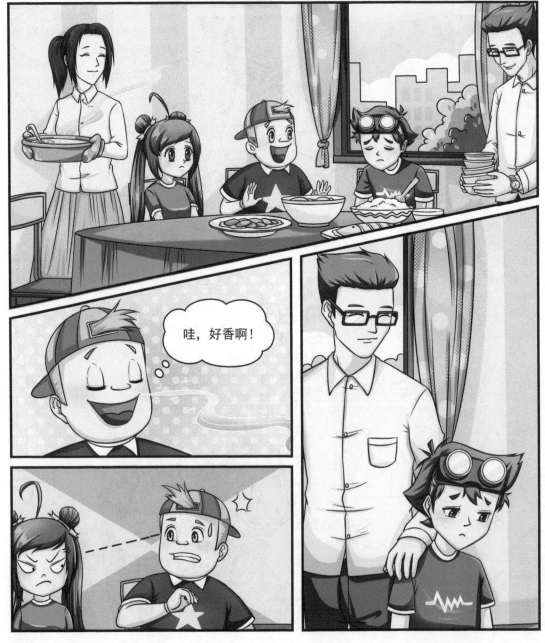

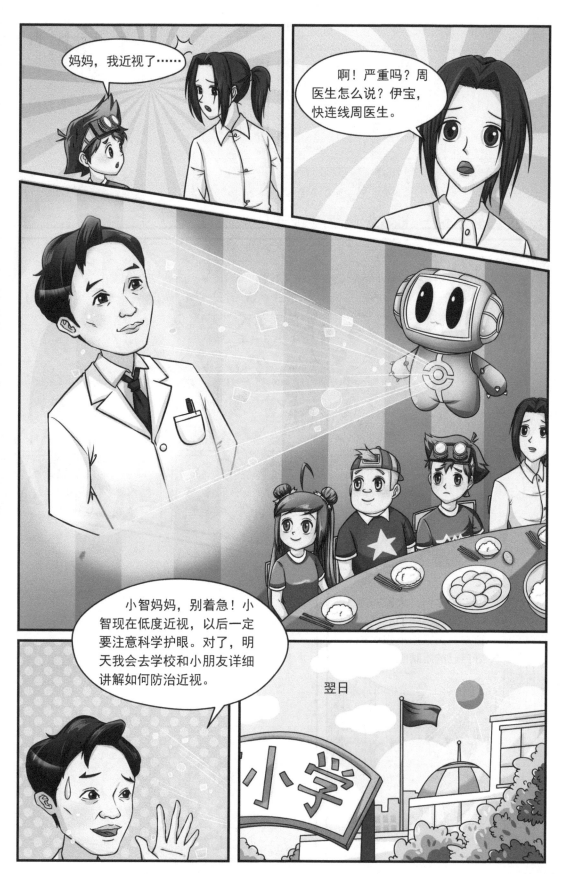

33

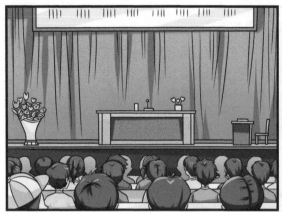

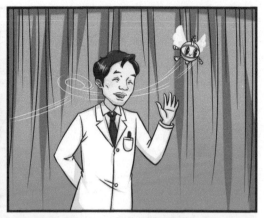

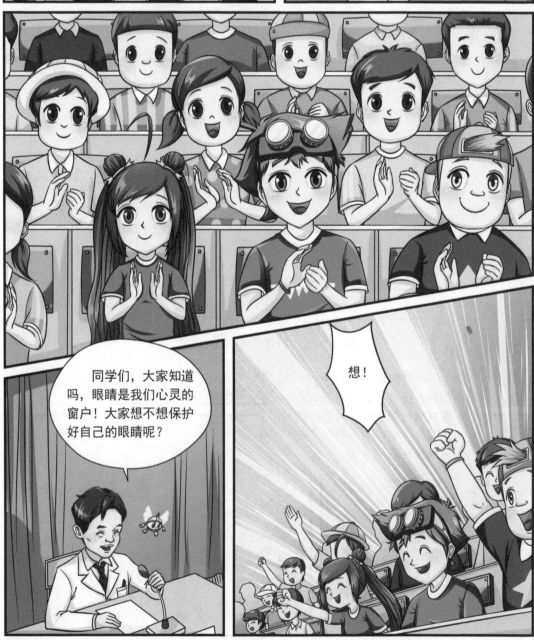

同学们，大家知道吗，眼睛是我们心灵的窗户！大家想不想保护好自己的眼睛呢？

想！

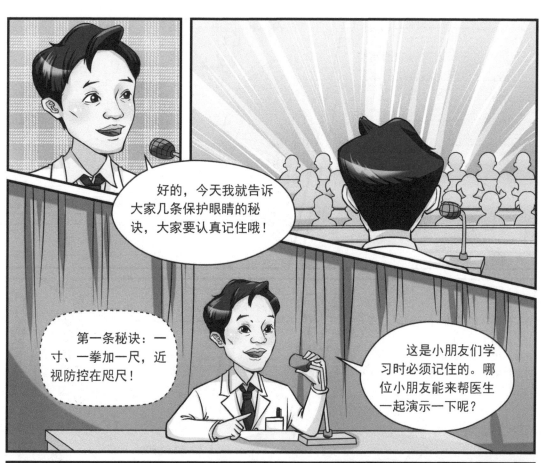

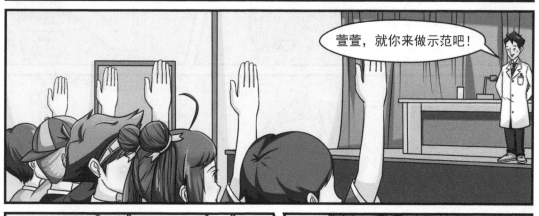

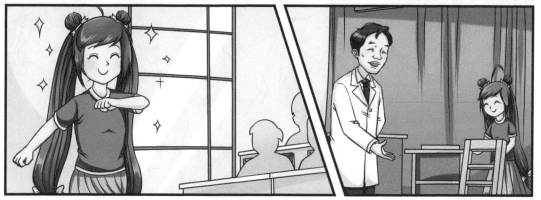

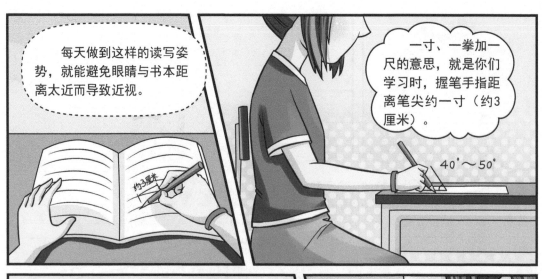

每天做到这样的读写姿势，就能避免眼睛与书本距离太近而导致近视。

一寸、一拳加一尺的意思，就是你们学习时，握笔手指距离笔尖约一寸（约3厘米）。

约3厘米

40°～50°

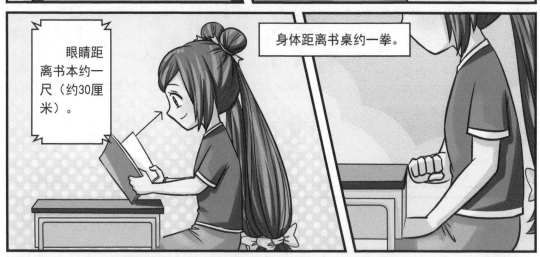

眼睛距离书本约一尺（约30厘米）。

身体距离书桌约一拳。

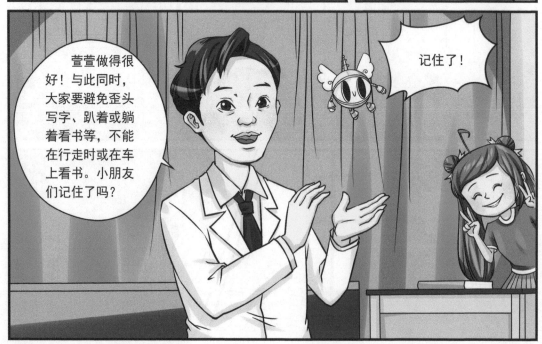

萱萱做得很好！与此同时，大家要避免歪头写字、趴着或躺着看书等，不能在行走时或在车上看书。小朋友们记住了吗？

记住了！

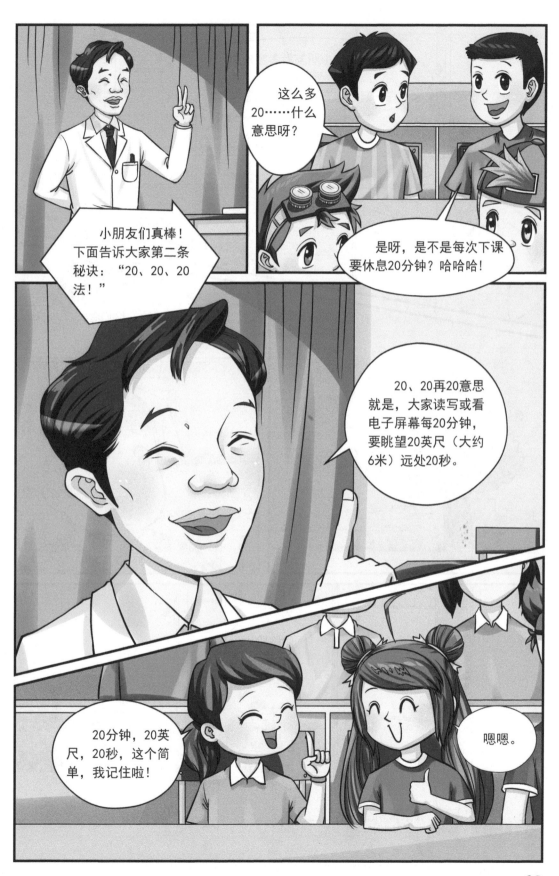

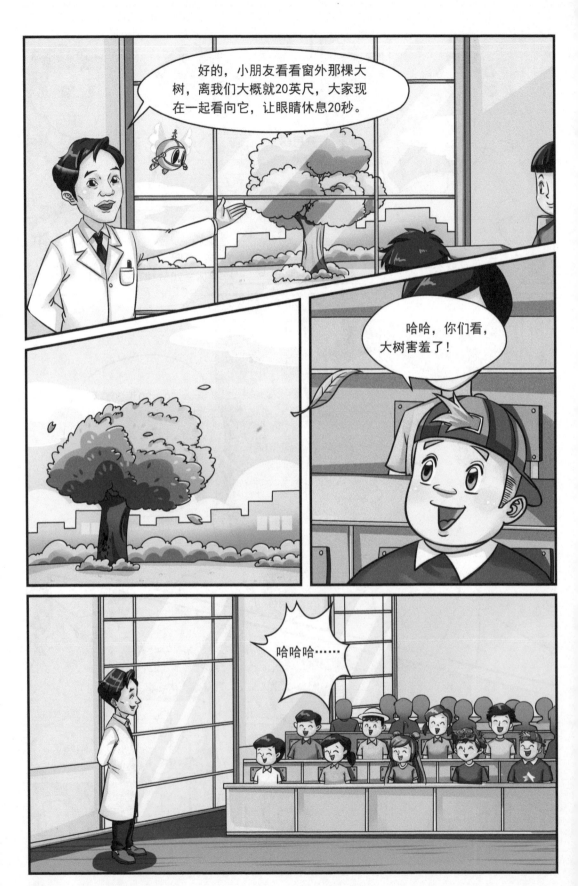

38

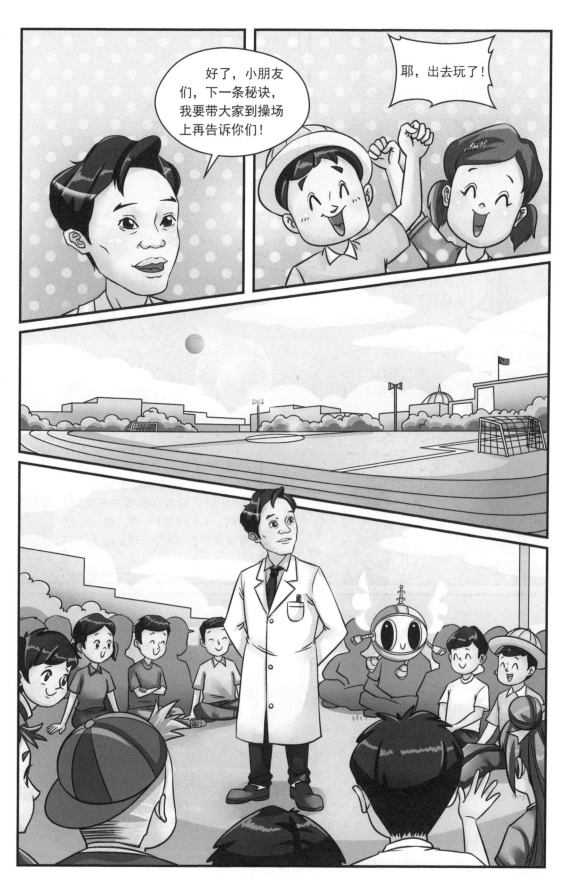

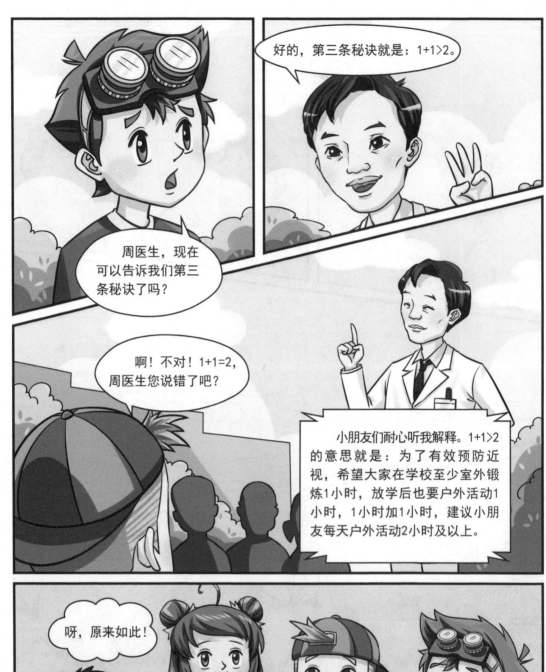

好的，第三条秘诀就是：1+1>2。

周医生，现在可以告诉我们第三条秘诀了吗？

啊！不对！1+1=2，周医生您说错了吧？

小朋友们耐心听我解释。1+1>2的意思就是：为了有效预防近视，希望大家在学校至少室外锻炼1小时，放学后也要户外活动1小时，1小时加1小时，建议小朋友每天户外活动2小时及以上。

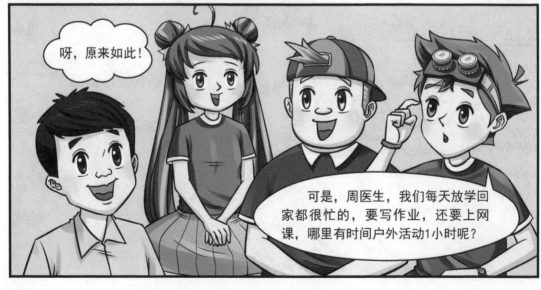

呀，原来如此！

可是，周医生，我们每天放学回家都很忙的，要写作业，还要上网课，哪里有时间户外活动1小时呢？

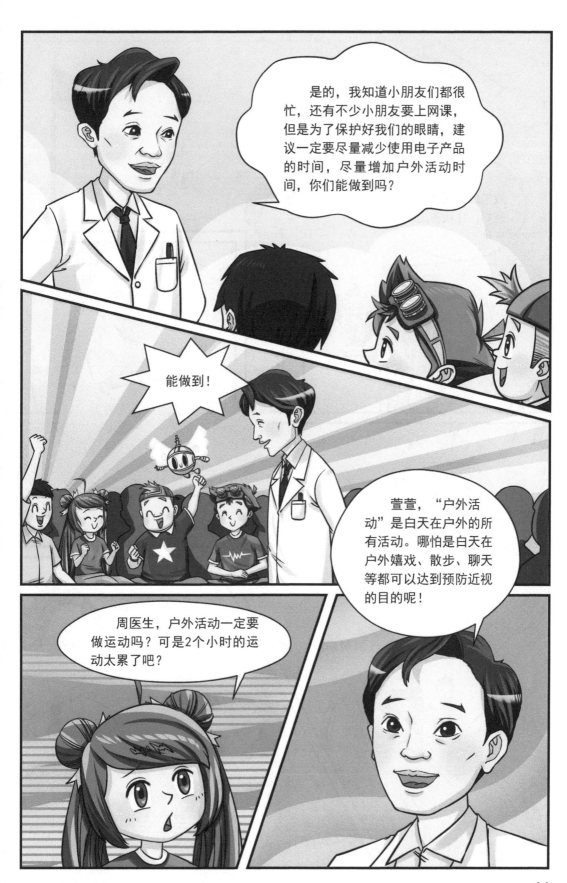

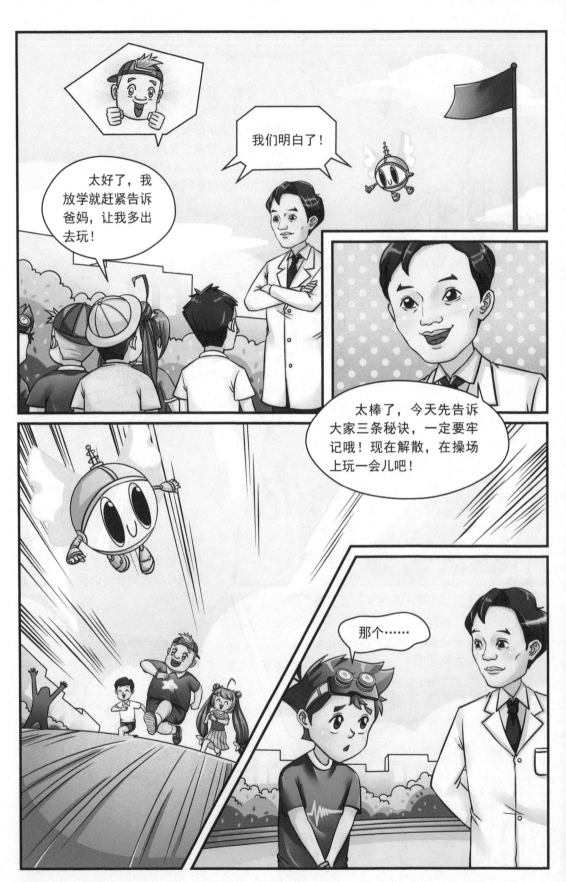

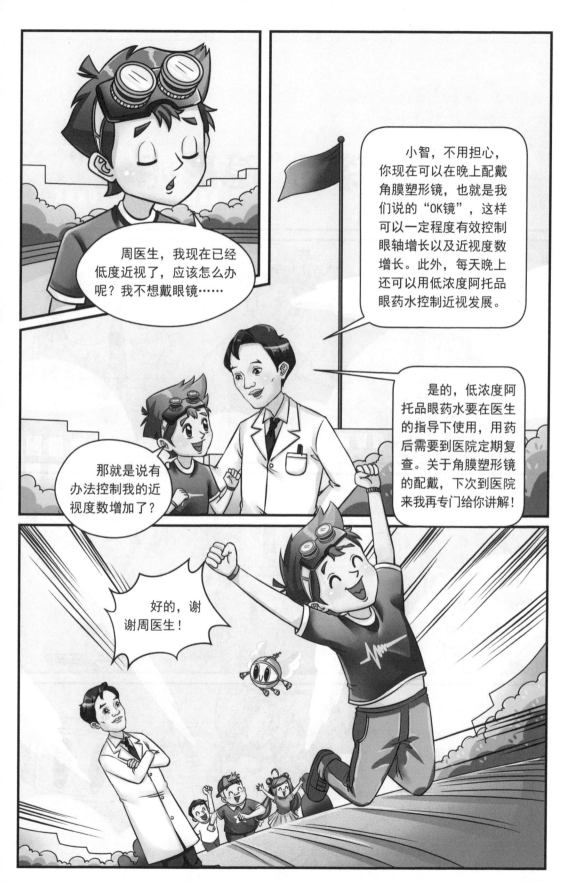

43

OK镜：
特殊的"隐形眼镜"

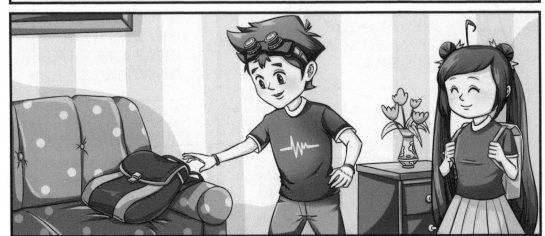

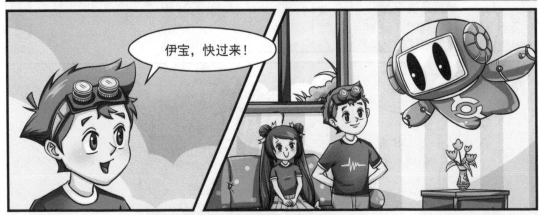

伊宝，快过来！

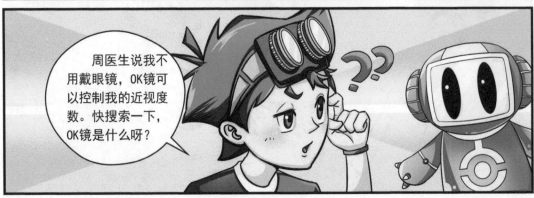

周医生说我不用戴眼镜，OK镜可以控制我的近视度数。快搜索一下，OK镜是什么呀？

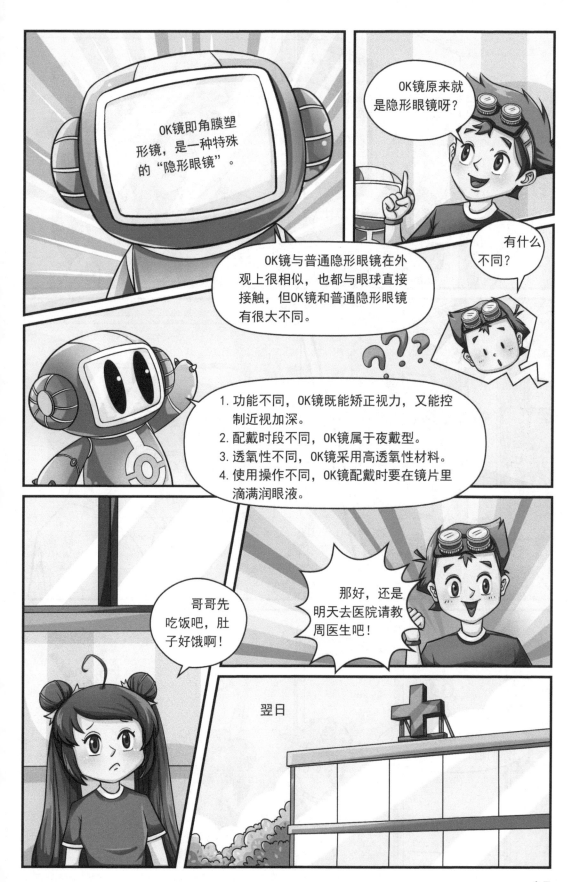

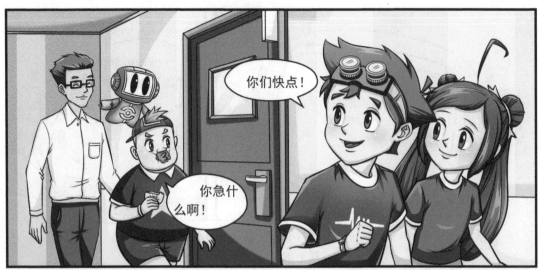

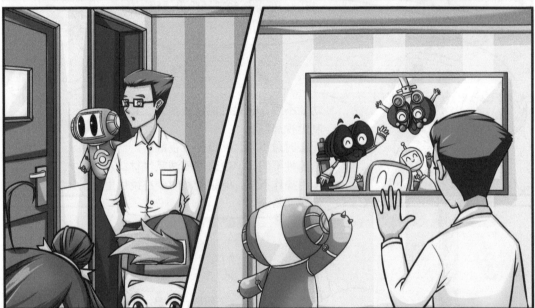

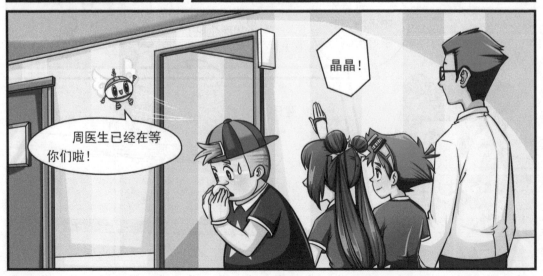

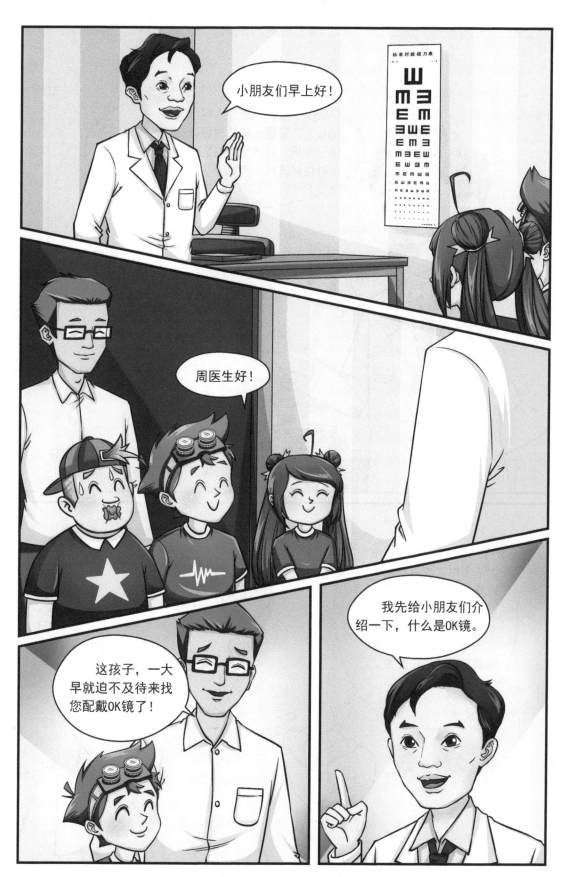

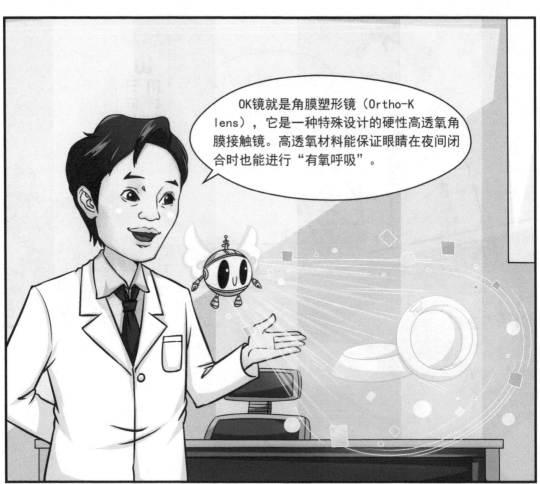

OK镜就是角膜塑形镜（Ortho-K lens），它是一种特殊设计的硬性高透氧角膜接触镜。高透氧材料能保证眼睛在夜间闭合时也能进行"有氧呼吸"。

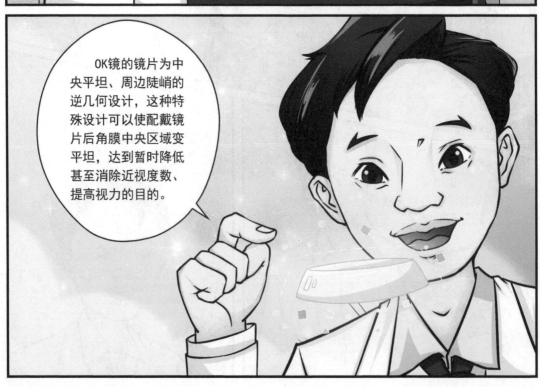

OK镜的镜片为中央平坦、周边陡峭的逆几何设计，这种特殊设计可以使配戴镜片后角膜中央区域变平坦，达到暂时降低甚至消除近视度数、提高视力的目的。

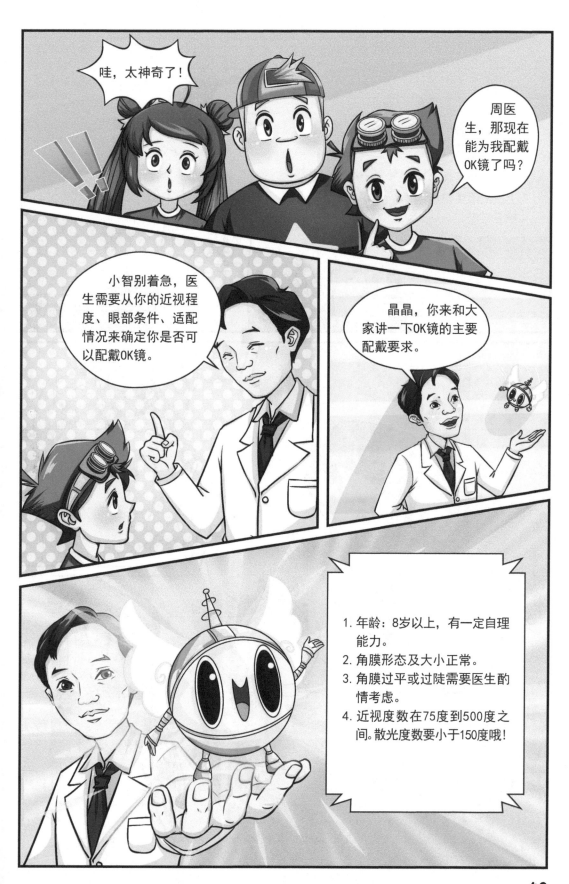

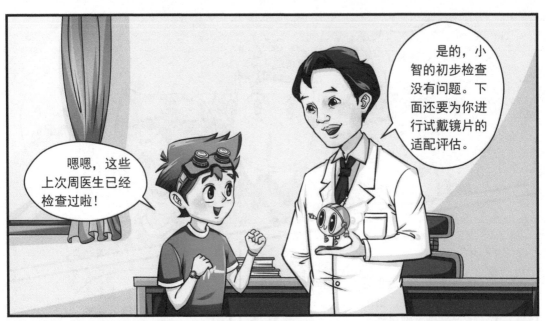

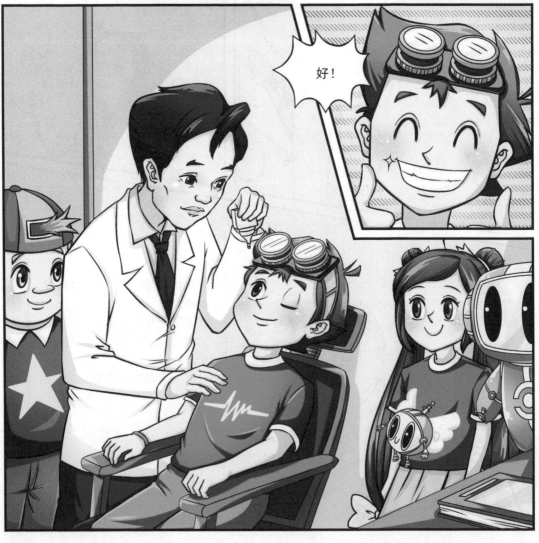

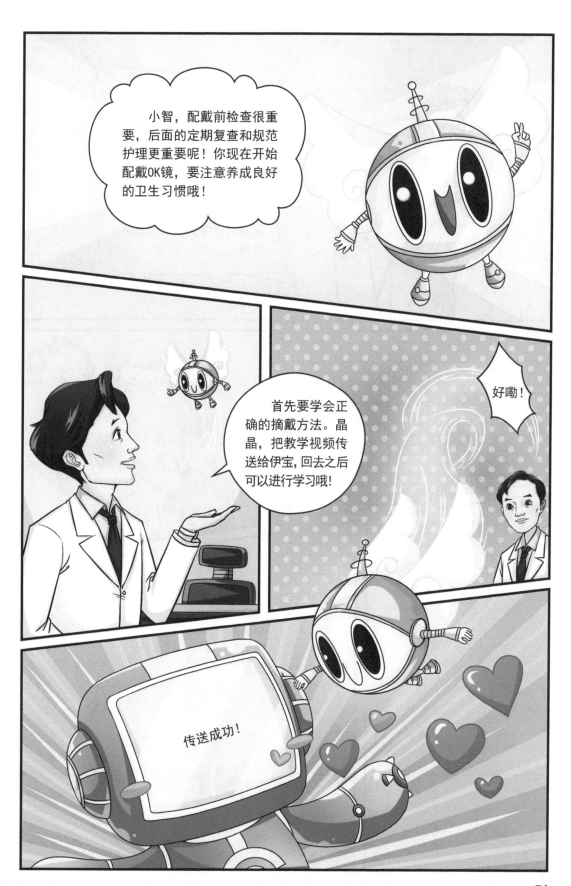

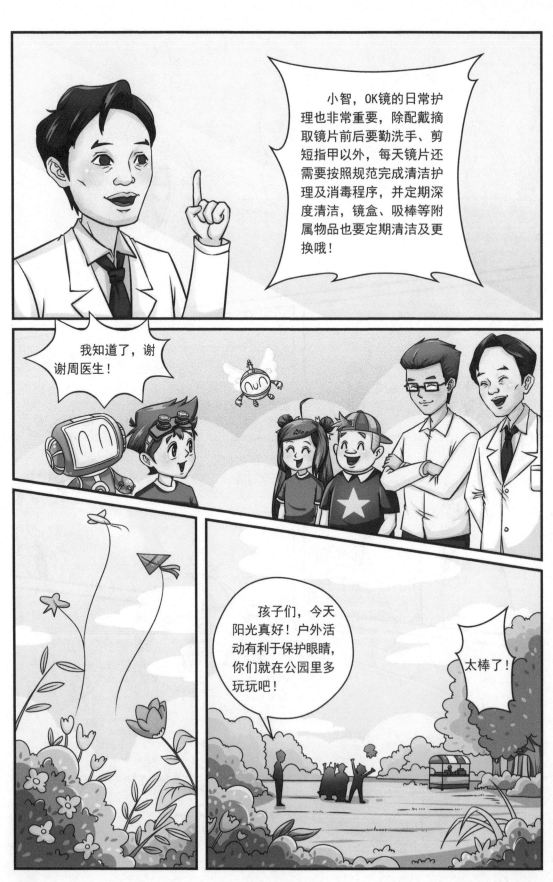

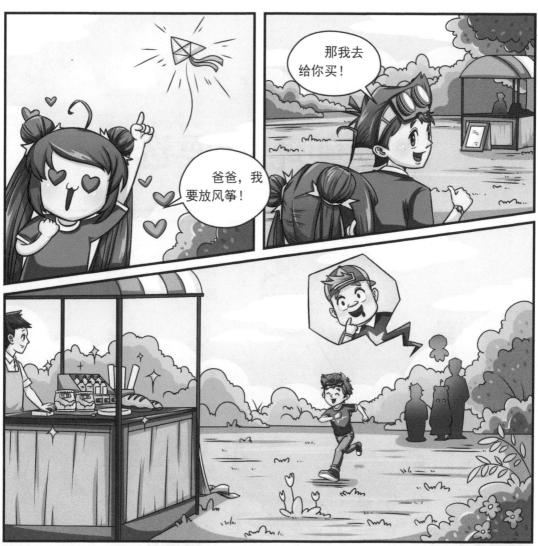

爸爸，我要放风筝！

那我去给你买！

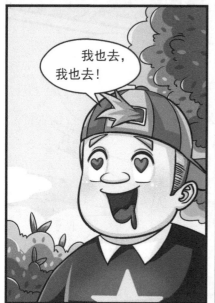

我也去，我也去！

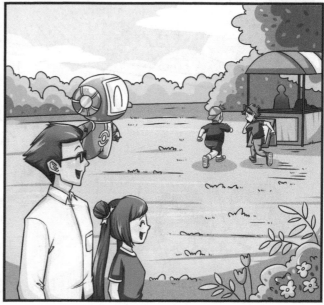

控制近视：
框架眼镜要选对！

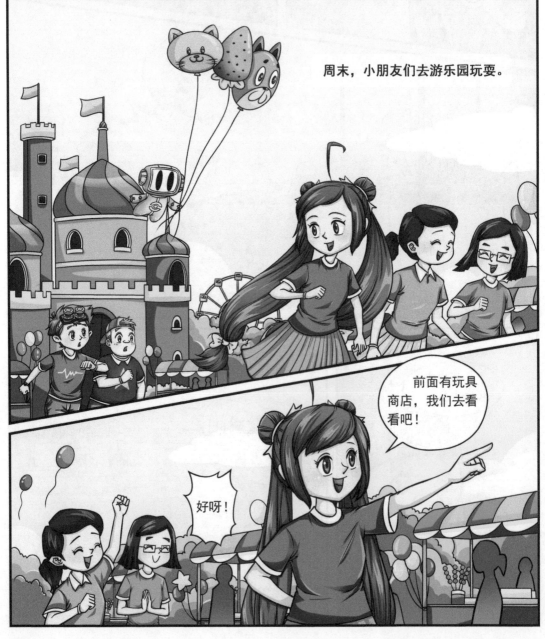

周末，小朋友们去游乐园玩耍。

前面有玩具商店，我们去看看吧！

好呀！

54

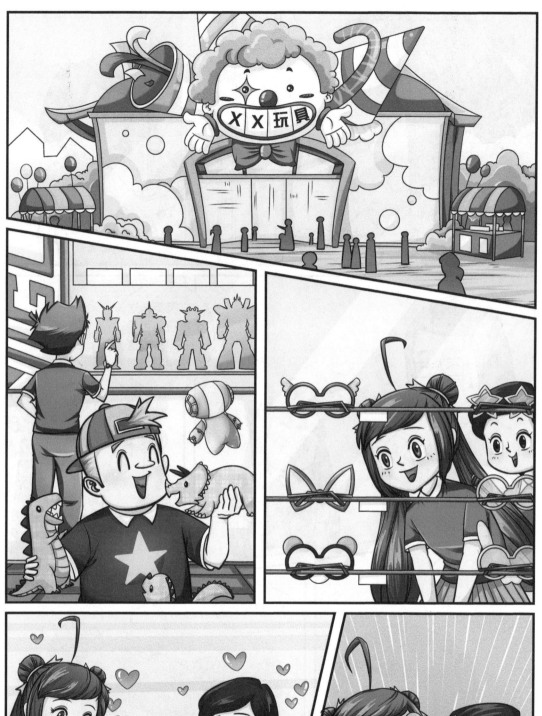

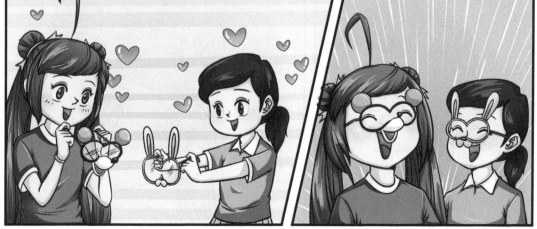

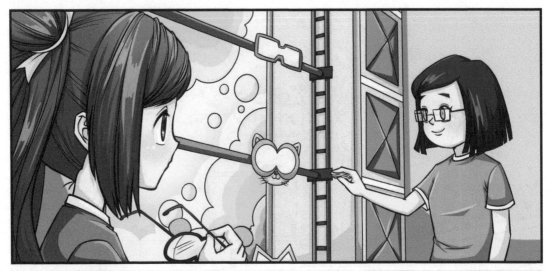

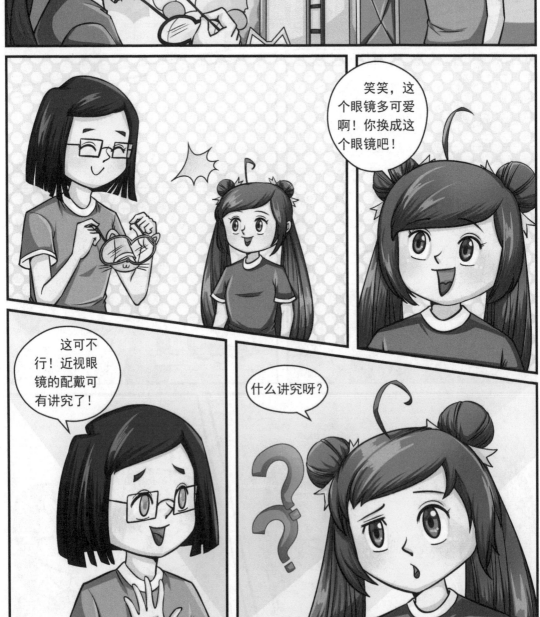

笑笑，这个眼镜多可爱啊！你换成这个眼镜吧！

这可不行！近视眼镜的配戴可有讲究了！

什么讲究呀？

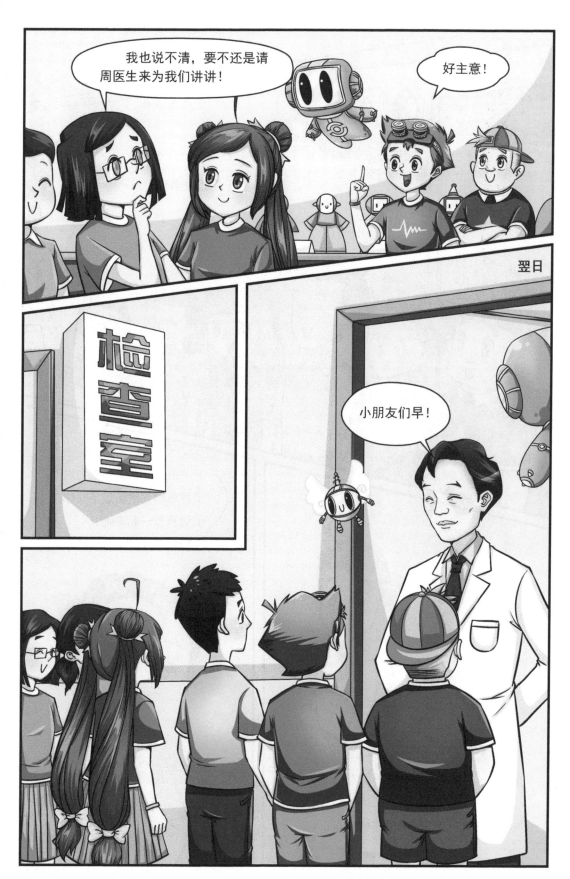

57

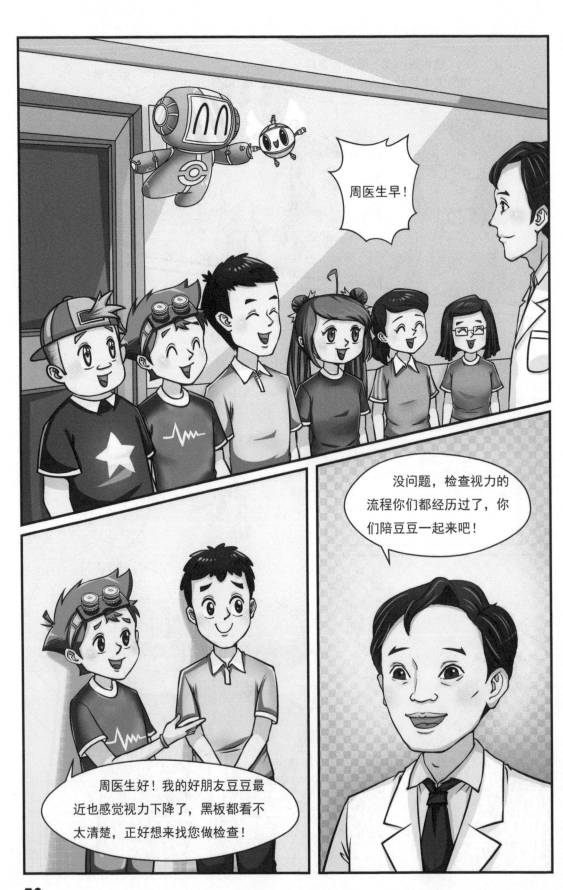

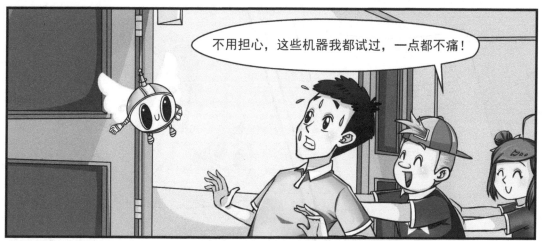

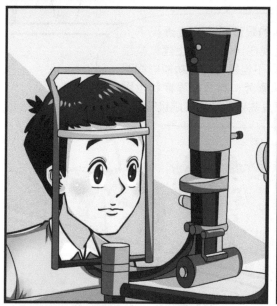

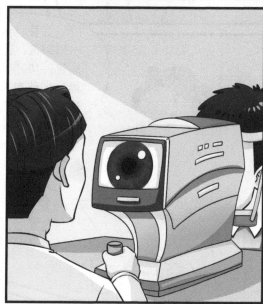

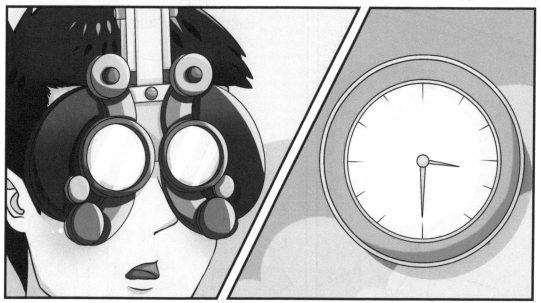

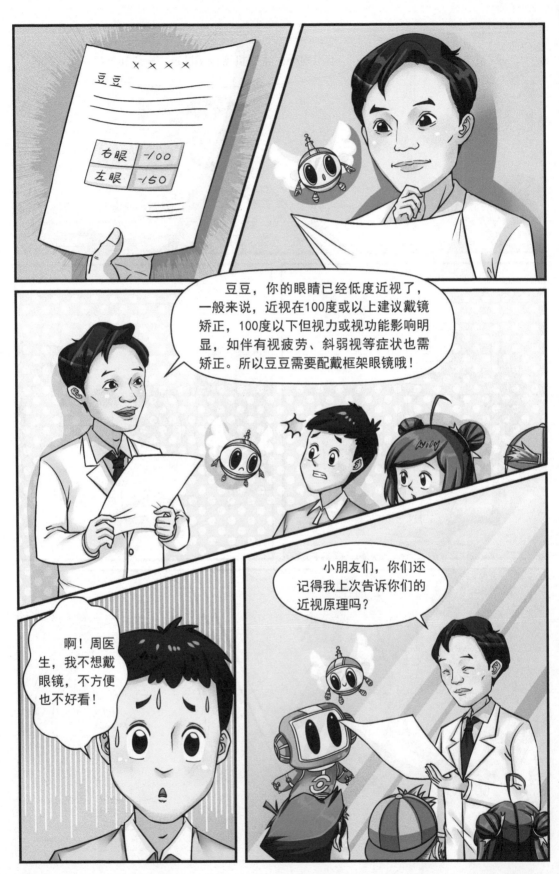

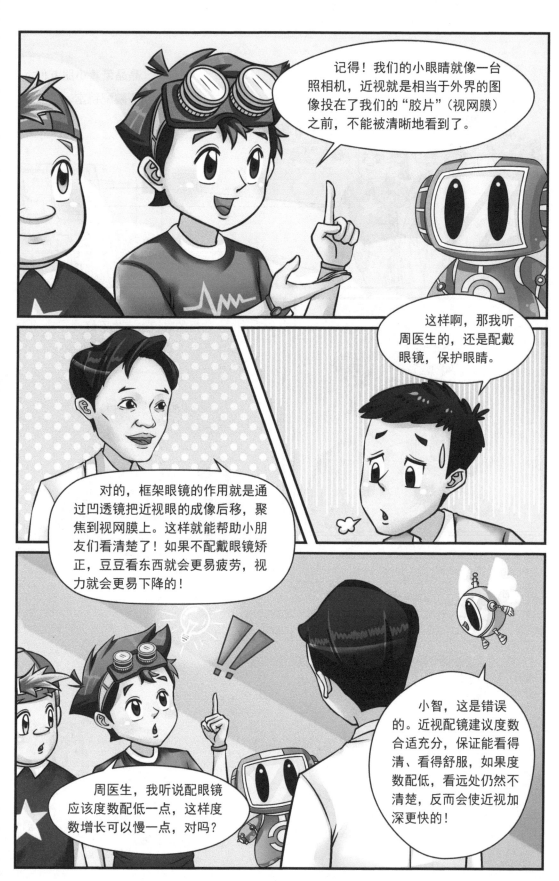

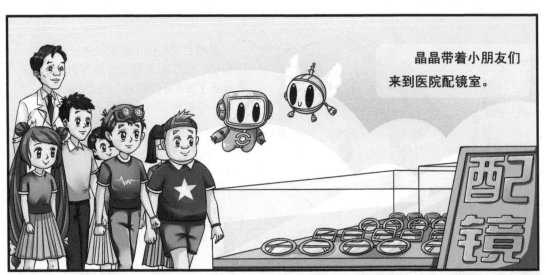

晶晶带着小朋友们来到医院配镜室。

这里的眼镜一点也不好玩，怎么没有卡通眼镜呀？

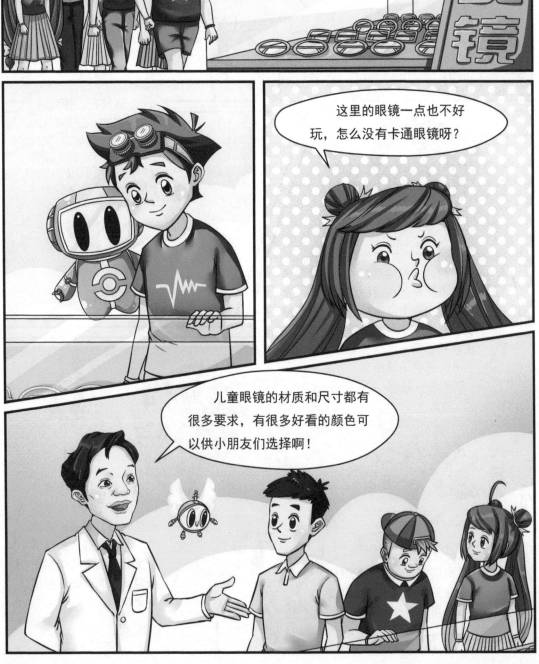

儿童眼镜的材质和尺寸都有很多要求，有很多好看的颜色可以供小朋友们选择啊！

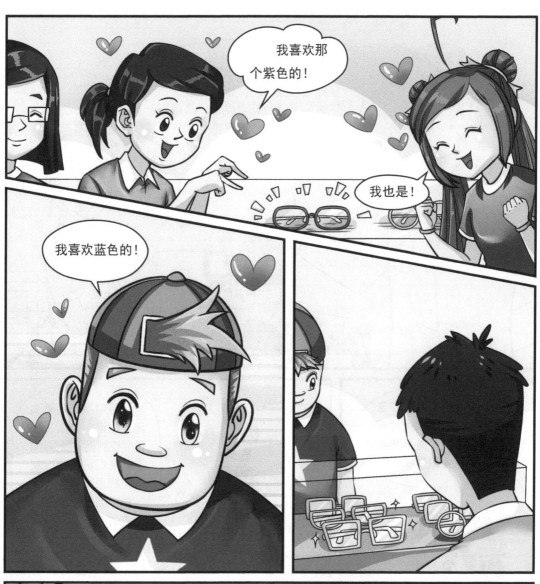

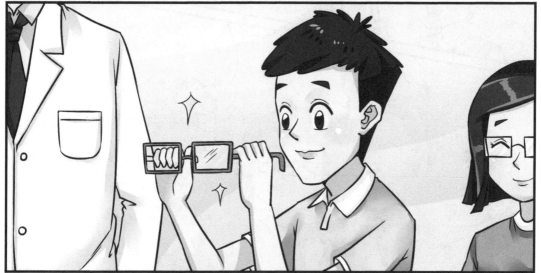

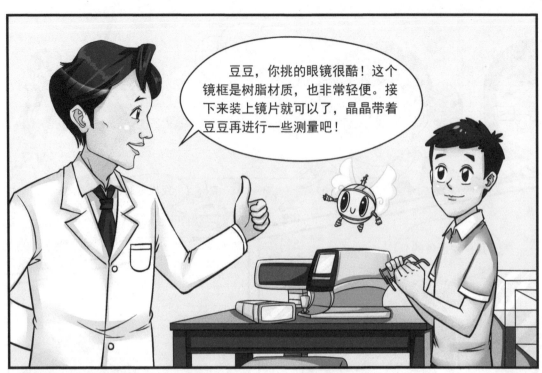

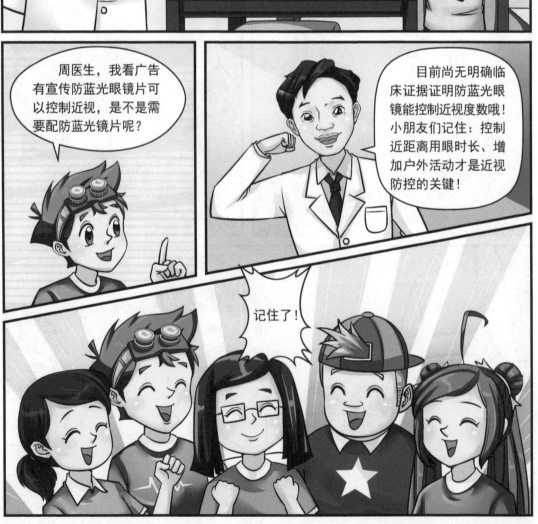

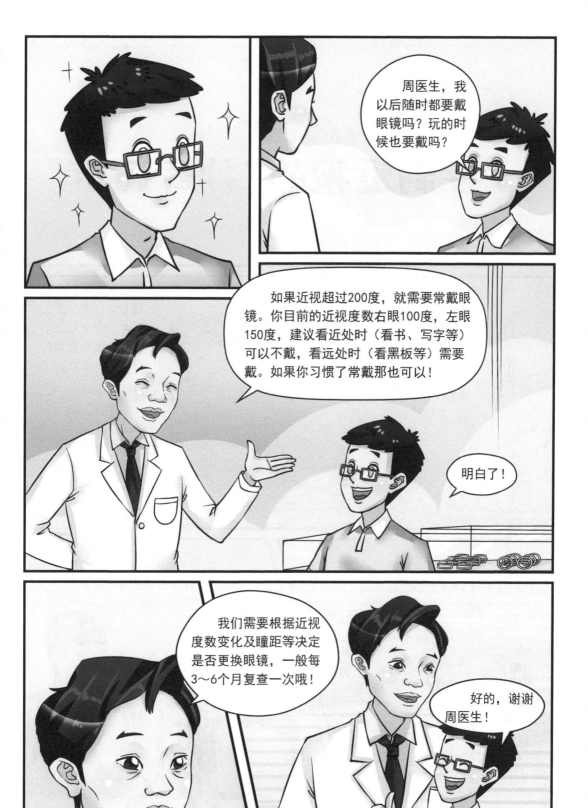

周医生，我以后随时都要戴眼镜吗？玩的时候也要戴吗？

如果近视超过200度，就需要常戴眼镜。你目前的近视度数右眼100度，左眼150度，建议看近处时（看书、写字等）可以不戴，看远处时（看黑板等）需要戴。如果你习惯了常戴那也可以！

明白了！

我们需要根据近视度数变化及瞳距等决定是否更换眼镜，一般每3～6个月复查一次哦！

好的，谢谢周医生！

阿托品：

控制近视的"神奇药水"

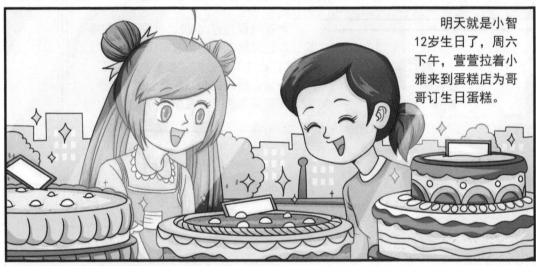

明天就是小智12岁生日了，周六下午，萱萱拉着小雅来到蛋糕店为哥哥订生日蛋糕。

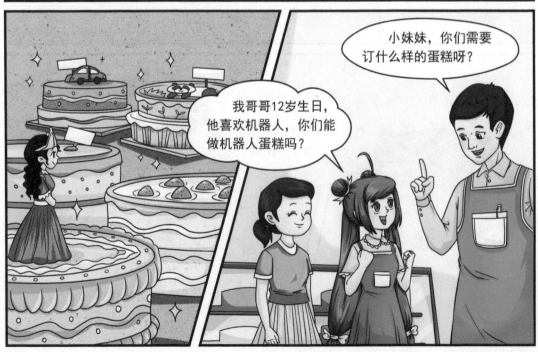

小妹妹，你们需要订什么样的蛋糕呀？

我哥哥12岁生日，他喜欢机器人，你们能做机器人蛋糕吗？

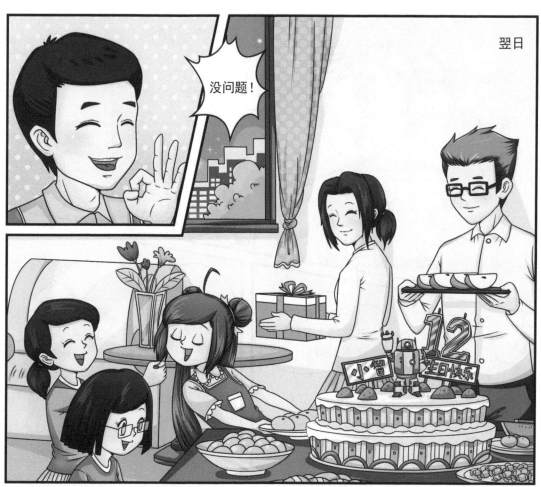

翌日

没问题!

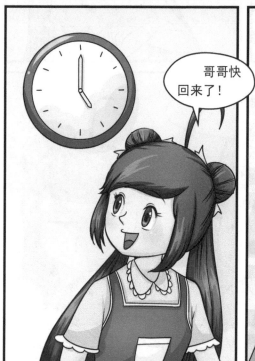

哥哥快
回来了!

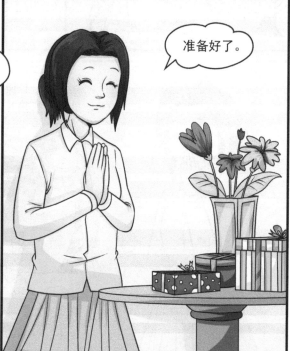

准备好了。

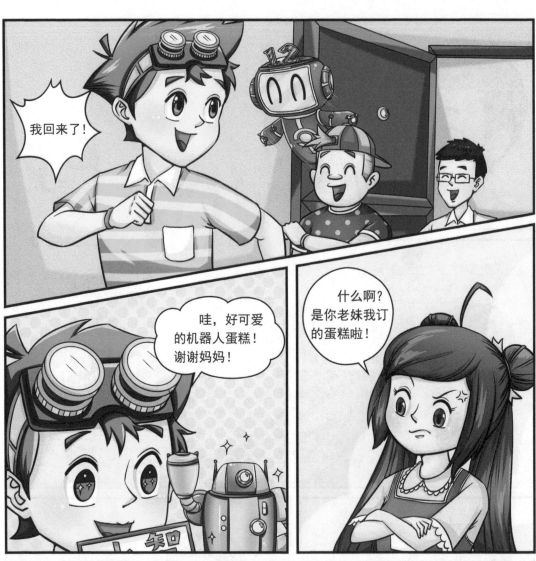

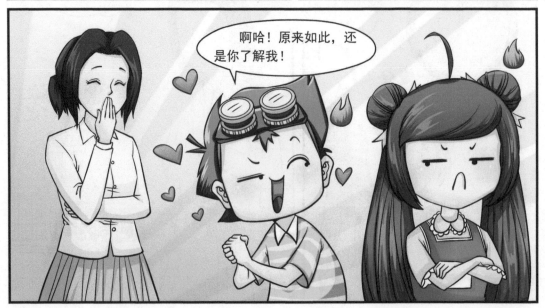

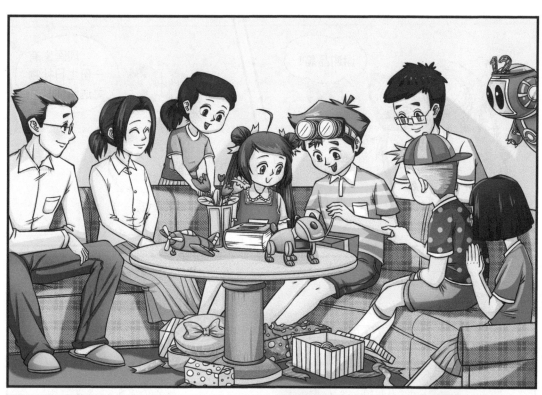

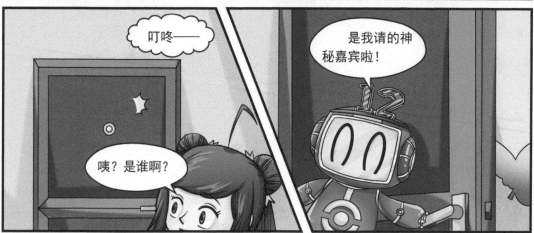

叮咚——

咦？是谁啊？

是我请的神秘嘉宾啦！

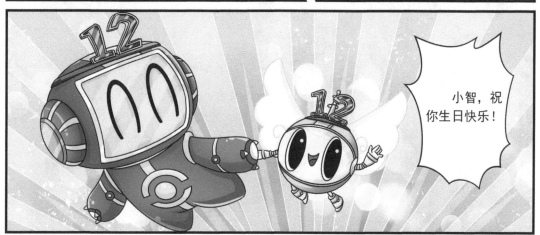

小智，祝你生日快乐！

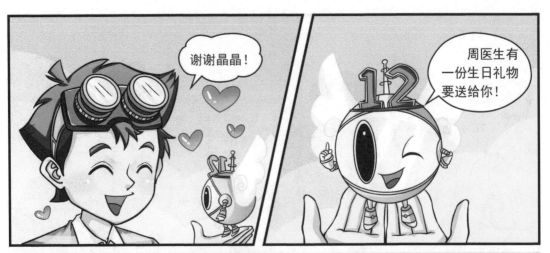

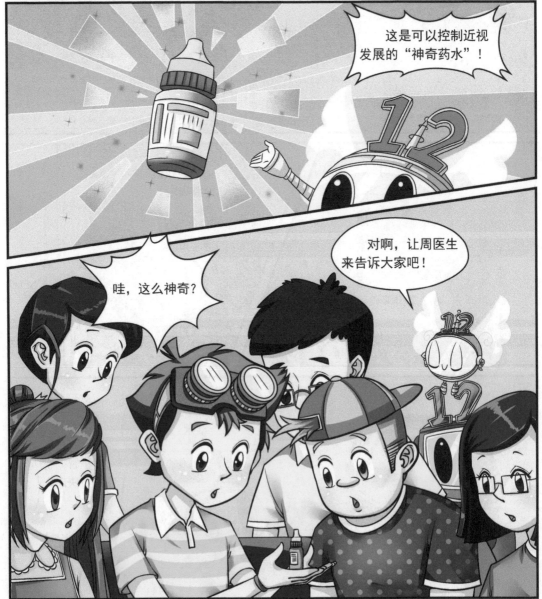

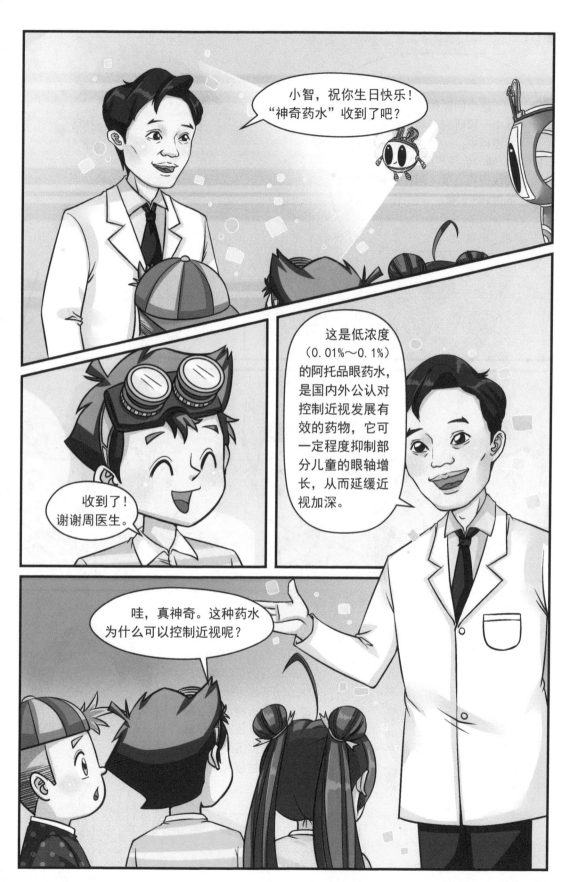

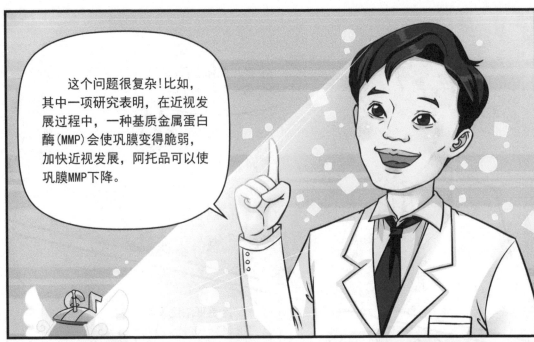

这个问题很复杂！比如，其中一项研究表明，在近视发展过程中，一种基质金属蛋白酶（MMP）会使巩膜变得脆弱，加快近视发展，阿托品可以使巩膜MMP下降。

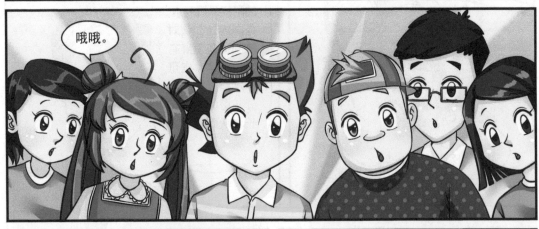

哦哦。

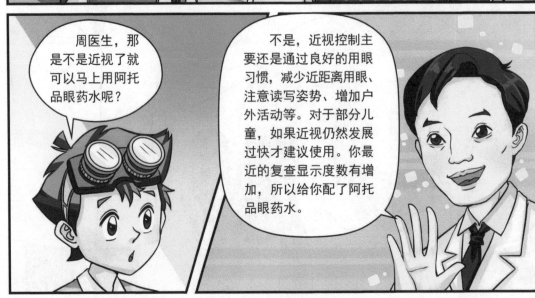

周医生，那是不是近视了就可以马上用阿托品眼药水呢？

不是，近视控制主要还是通过良好的用眼习惯，减少近距离用眼、注意读写姿势、增加户外活动等。对于部分儿童，如果近视仍然发展过快才建议使用。你最近的复查显示度数有增加，所以给你配了阿托品眼药水。

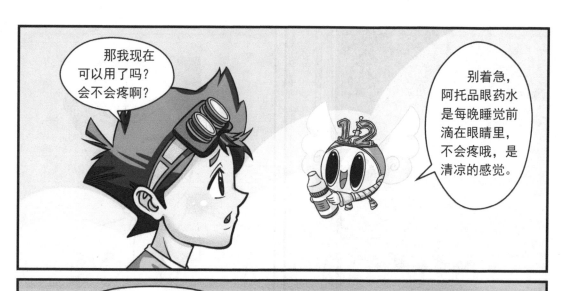

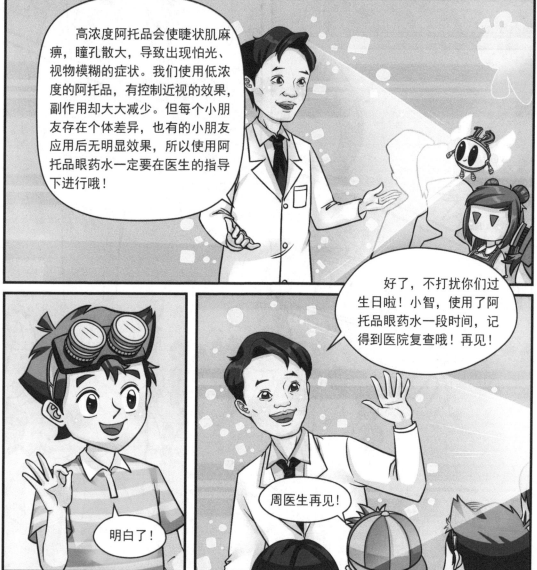

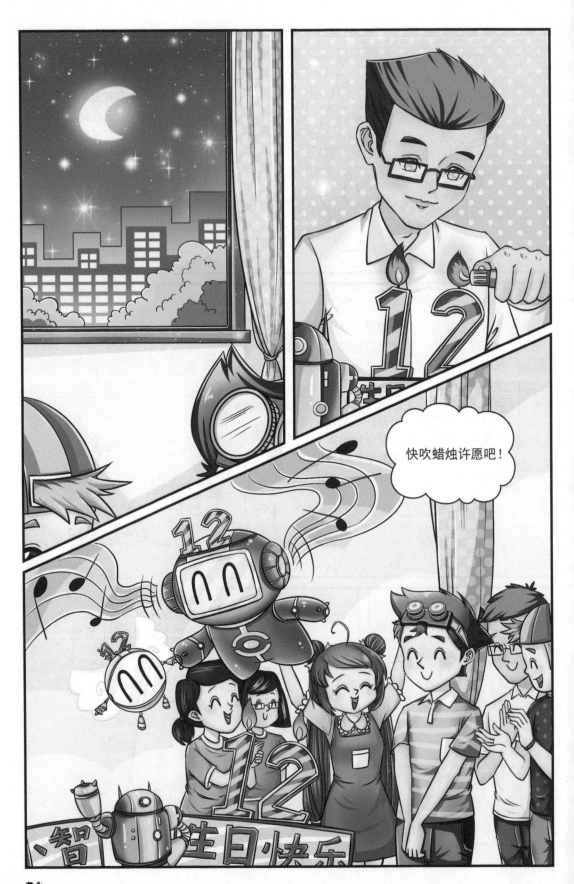

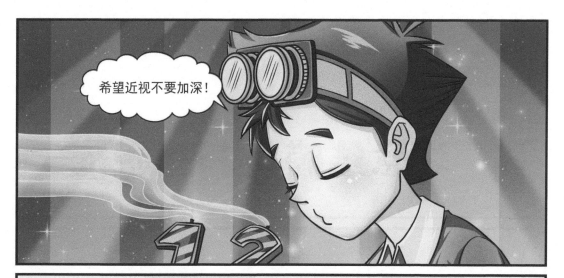

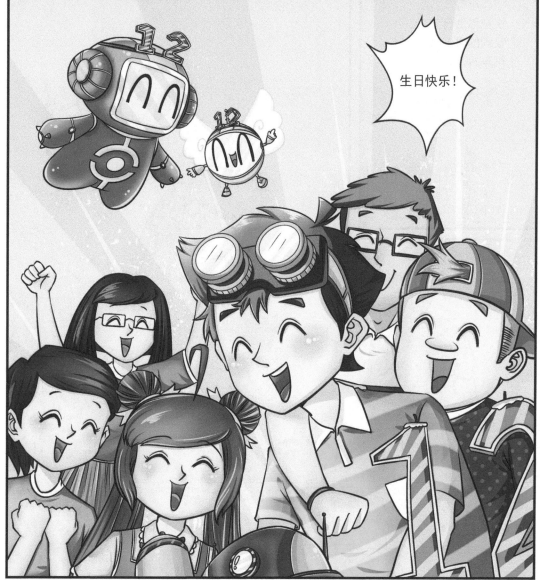

用眼卫生：
注意结膜炎和干眼症

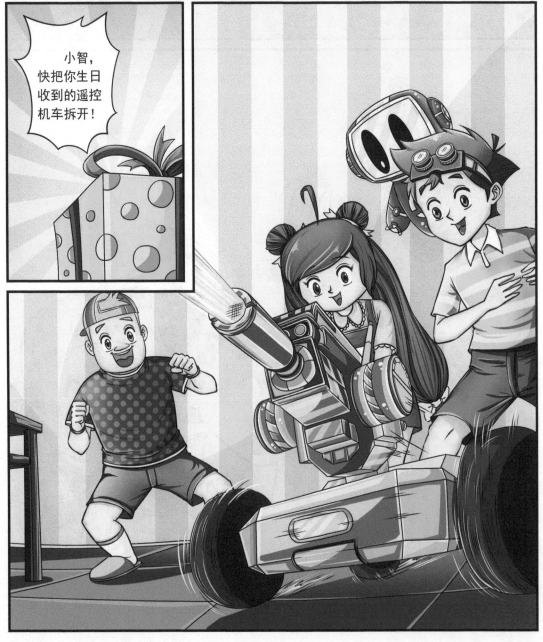

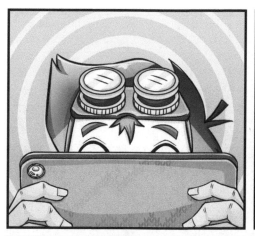

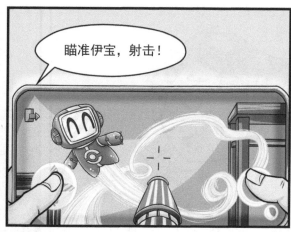

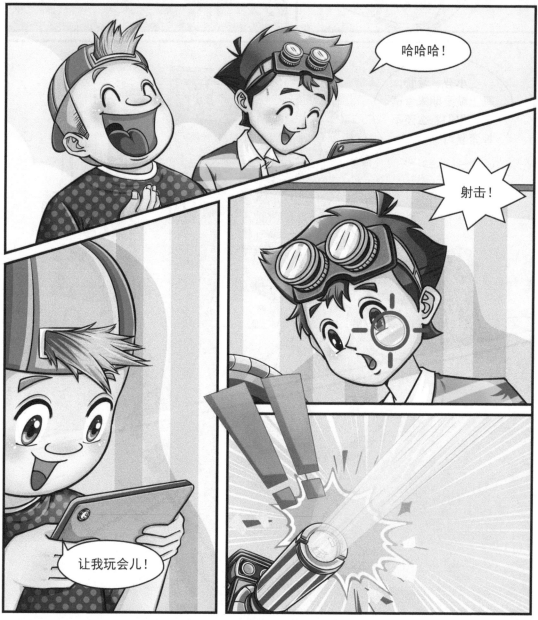

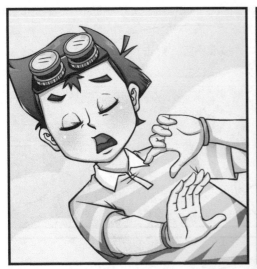
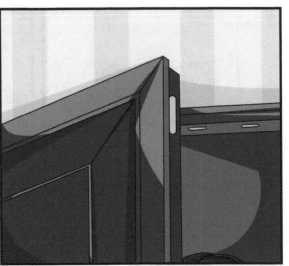
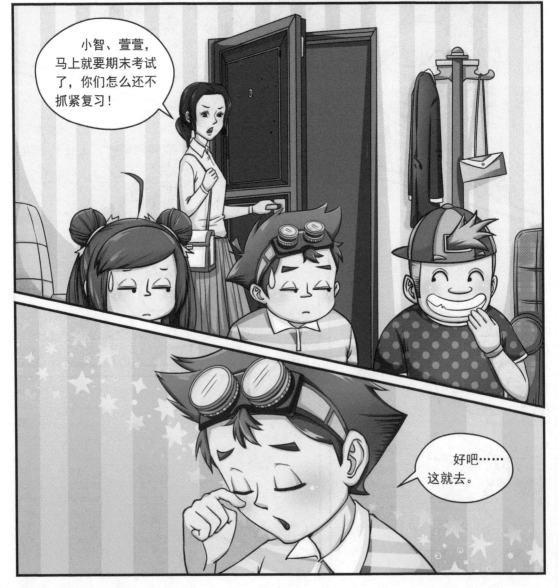

小智、萱萱，马上就要期末考试了，你们怎么还不抓紧复习！

好吧……这就去。

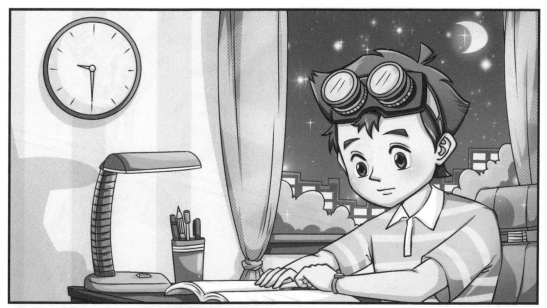

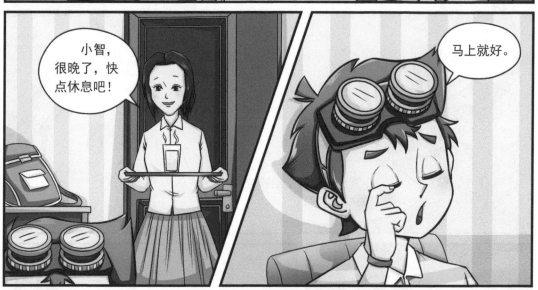

小智，很晚了，快点休息吧！

马上就好。

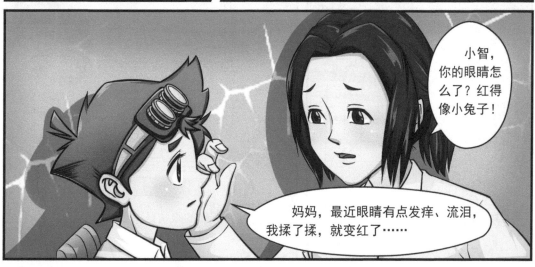

小智，你的眼睛怎么了？红得像小兔子！

妈妈，最近眼睛有点发痒、流泪，我揉了揉，就变红了……

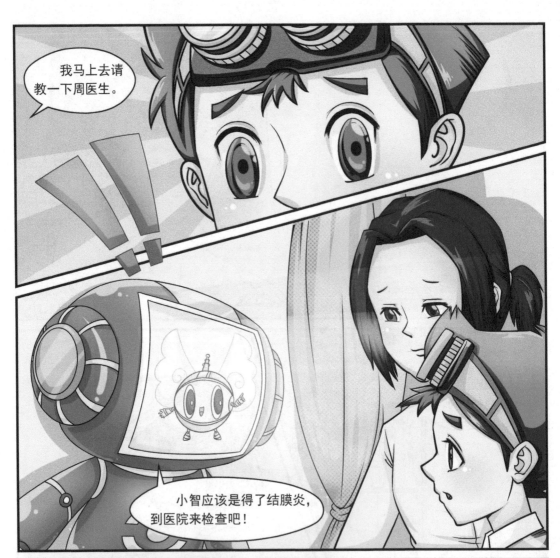

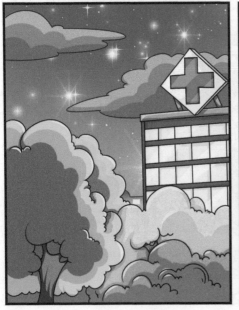

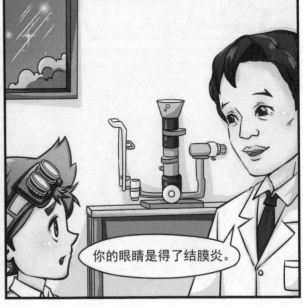

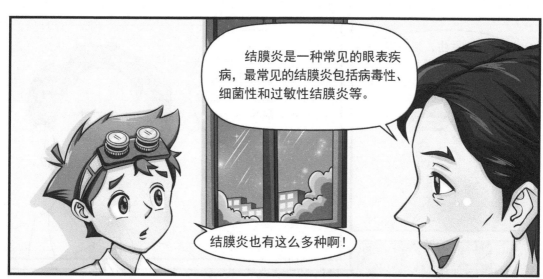

结膜炎是一种常见的眼表疾病，最常见的结膜炎包括病毒性、细菌性和过敏性结膜炎等。

结膜炎也有这么多种啊！

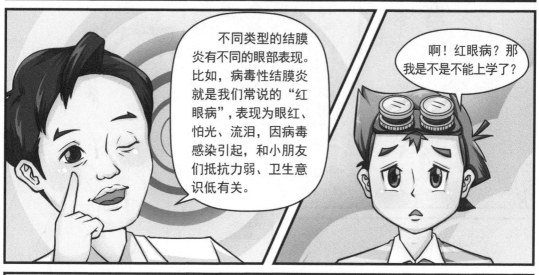

不同类型的结膜炎有不同的眼部表现。比如，病毒性结膜炎就是我们常说的"红眼病"，表现为眼红、怕光、流泪，因病毒感染引起，和小朋友们抵抗力弱、卫生意识低有关。

啊！红眼病？那我是不是不能上学了？

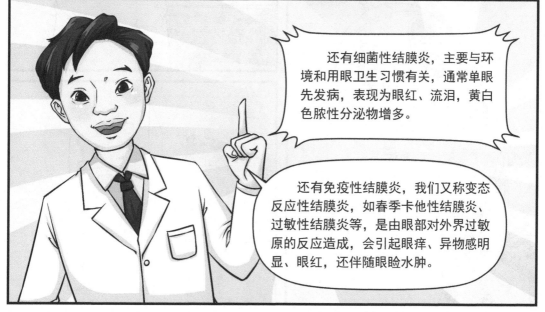

还有细菌性结膜炎，主要与环境和用眼卫生习惯有关，通常单眼先发病，表现为眼红、流泪，黄白色脓性分泌物增多。

还有免疫性结膜炎，我们又称变态反应性结膜炎，如春季卡他性结膜炎、过敏性结膜炎等，是由眼部对外界过敏原的反应造成，会引起眼痒、异物感明显、眼红，还伴随眼睑水肿。

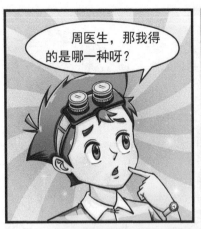

周医生，那我得的是哪一种呀？

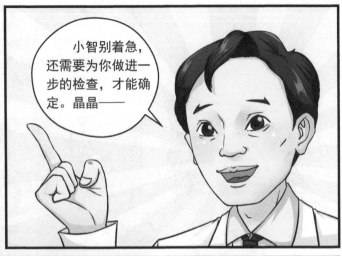

小智别着急，还需要为你做进一步的检查，才能确定。晶晶——

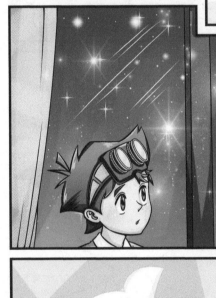

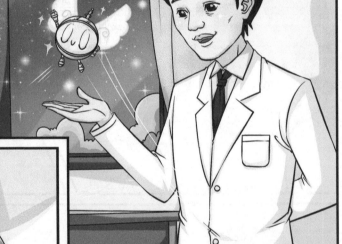

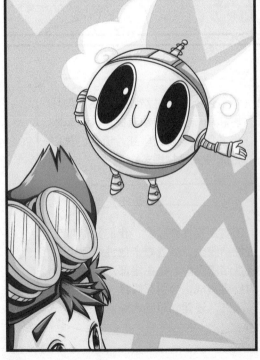

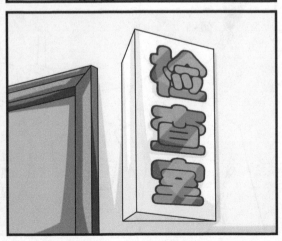

检查室

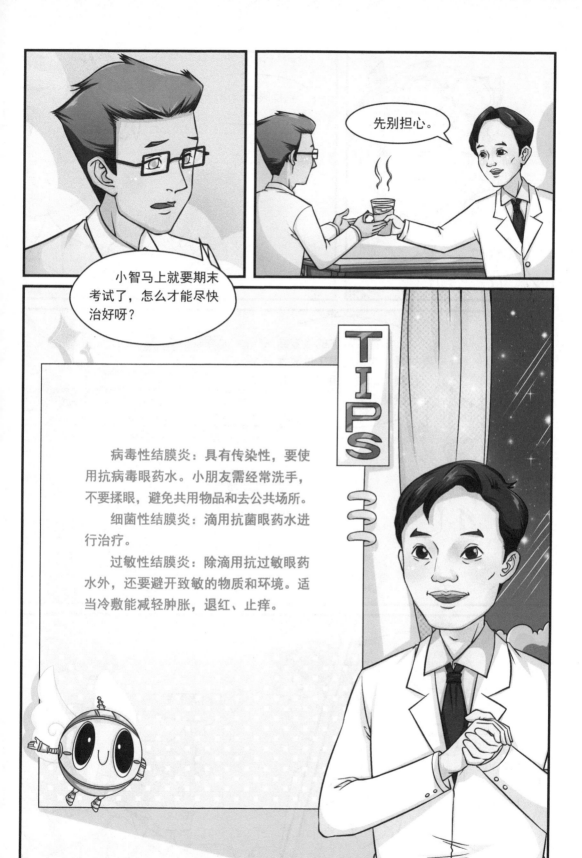

先别担心。

小智马上就要期末考试了，怎么才能尽快治好呀？

TIPS

病毒性结膜炎：具有传染性，要使用抗病毒眼药水。小朋友需经常洗手，不要揉眼，避免共用物品和去公共场所。

细菌性结膜炎：滴用抗菌眼药水进行治疗。

过敏性结膜炎：除滴用抗过敏眼药水外，还要避开致敏的物质和环境。适当冷敷能减轻肿胀，退红、止痒。

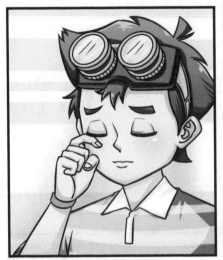

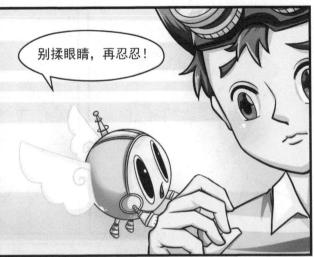

别揉眼睛，再忍忍！

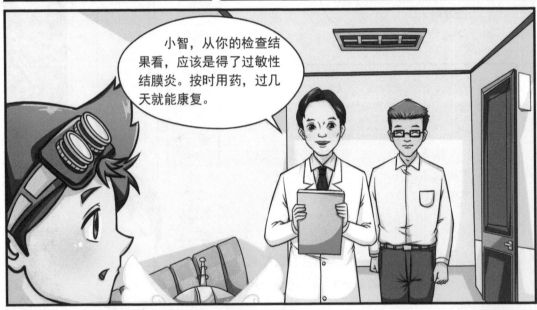

小智，从你的检查结果看，应该是得了过敏性结膜炎。按时用药，过几天就能康复。

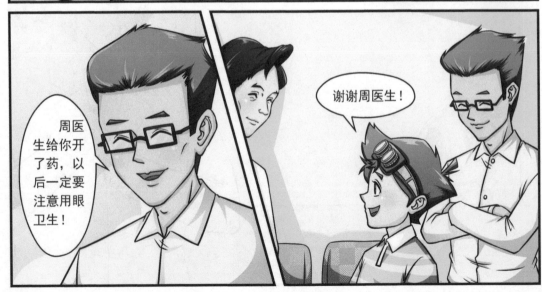

周医生给你开了药，以后一定要注意用眼卫生！

谢谢周医生！

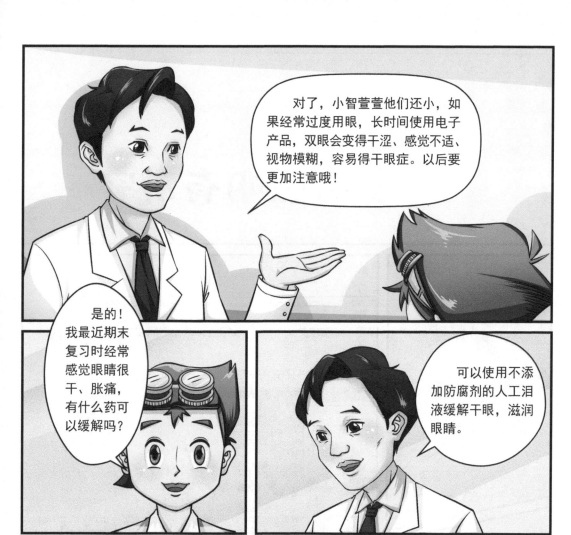

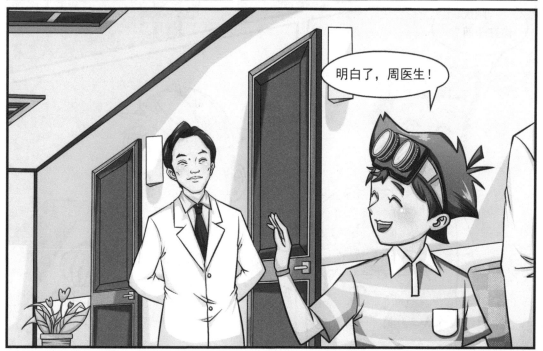

读写环境：

室内照明有讲究

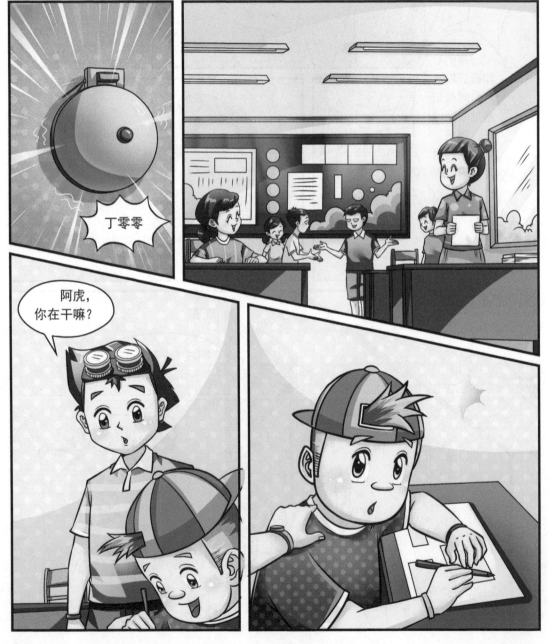

86

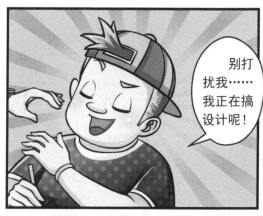

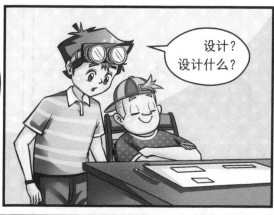

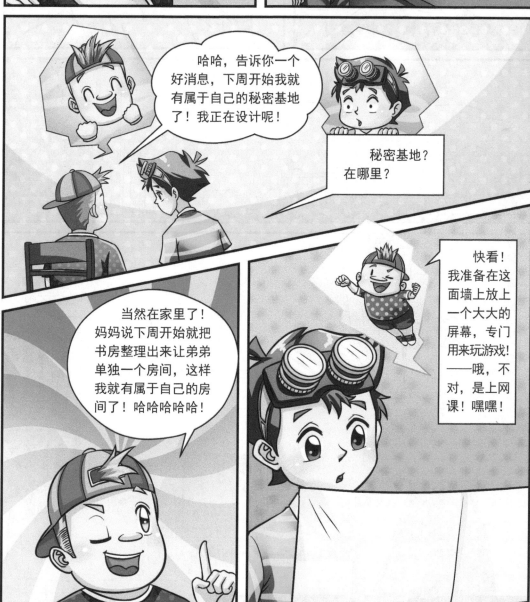

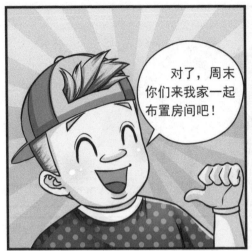

对了，周末你们来我家一起布置房间吧！

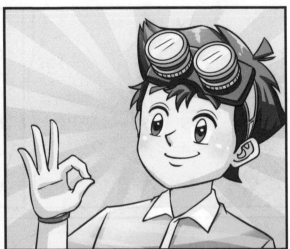

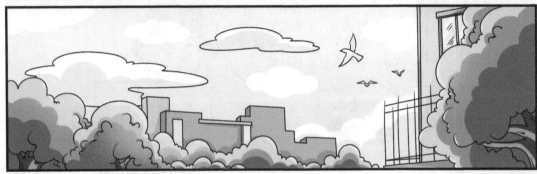

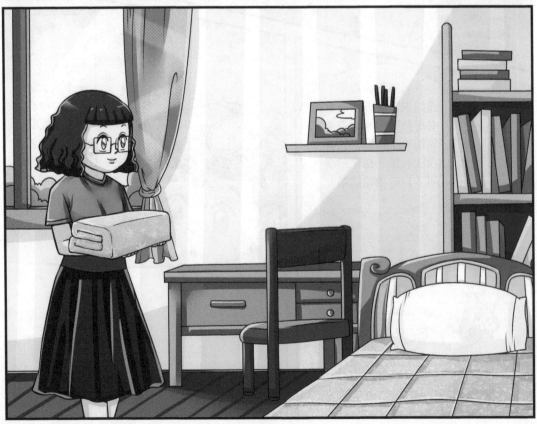

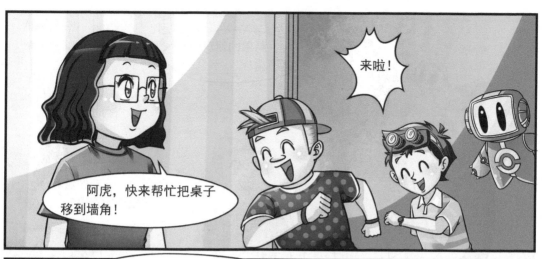

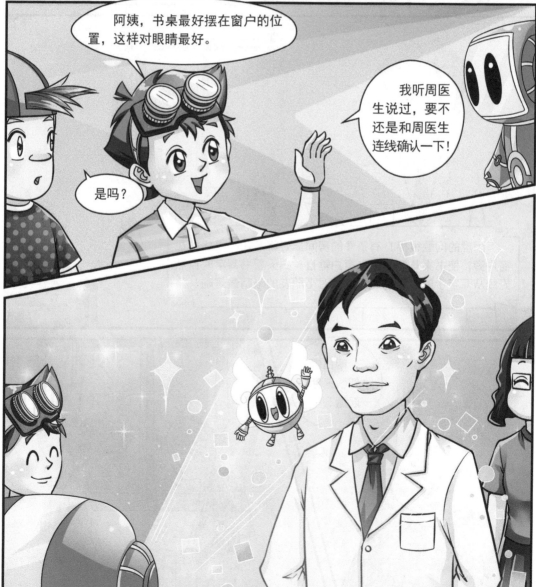

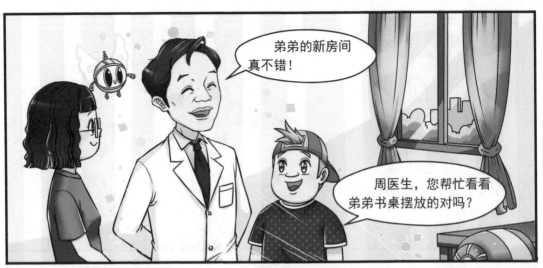

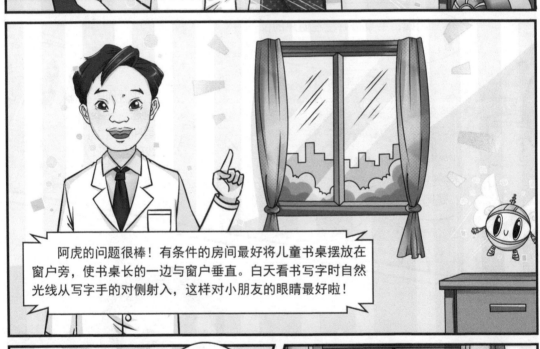

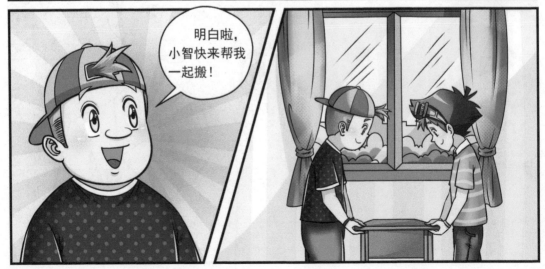

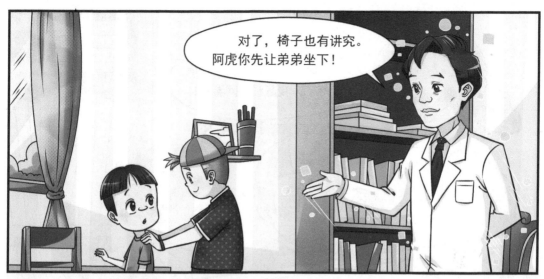

对了，椅子也有讲究。阿虎你先让弟弟坐下！

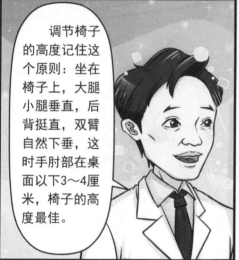

调节椅子的高度记住这个原则：坐在椅子上，大腿小腿垂直，后背挺直，双臂自然下垂，这时手肘部在桌面以下3～4厘米，椅子的高度最佳。

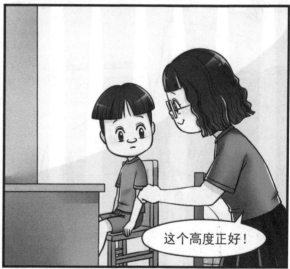

这个高度正好！

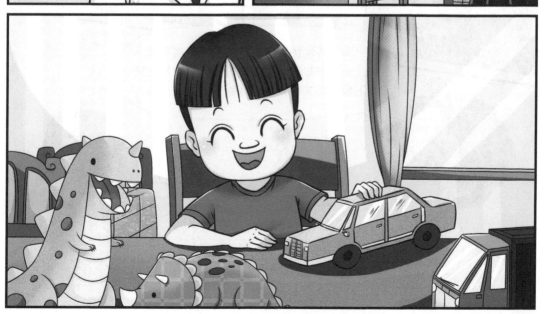

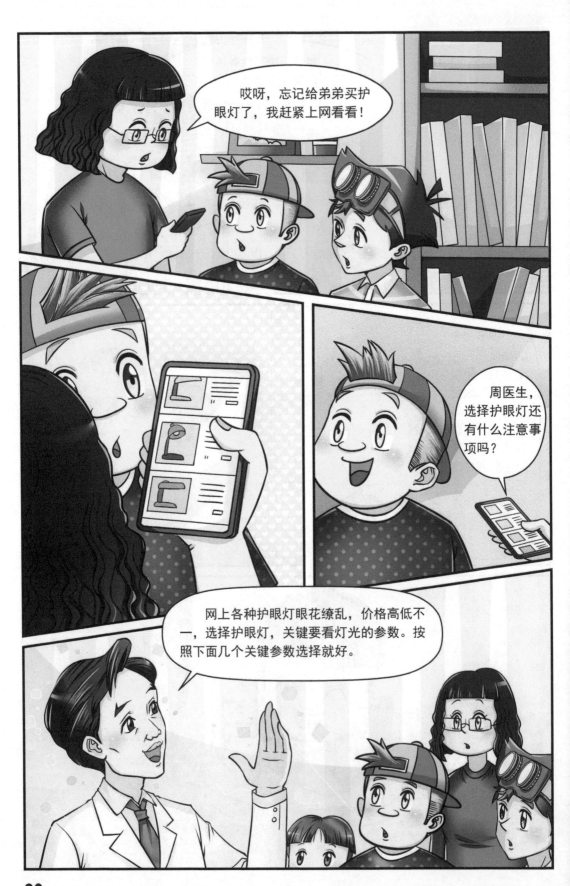

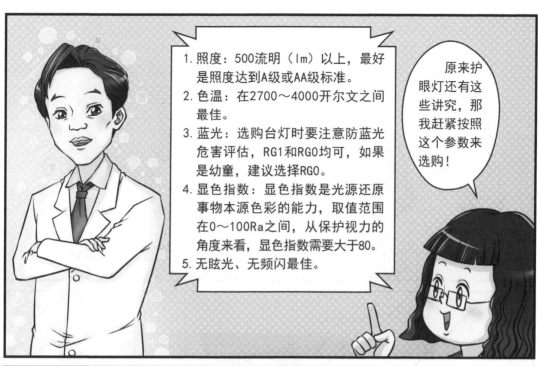

1. 照度：500流明（lm）以上，最好是照度达到A级或AA级标准。
2. 色温：在2700～4000开尔文之间最佳。
3. 蓝光：选购台灯时要注意防蓝光危害评估，RG1和RG0均可，如果是幼童，建议选择RG0。
4. 显色指数：显色指数是光源还原事物本源色彩的能力，取值范围在0～100Ra之间，从保护视力的角度来看，显色指数需要大于80。
5. 无眩光、无频闪最佳。

原来护眼灯还有这些讲究，那我赶紧按照这个参数来选购！

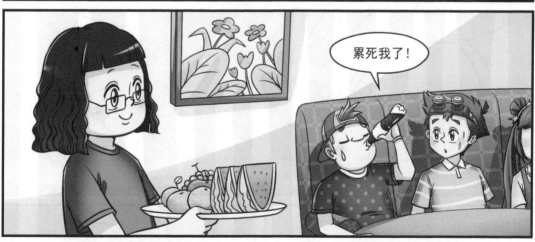

累死我了！

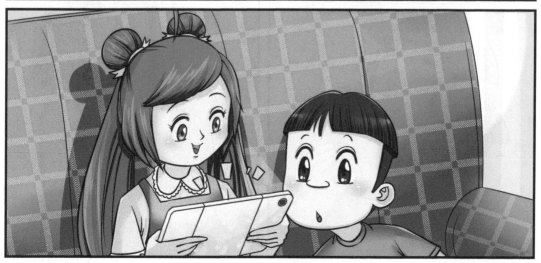

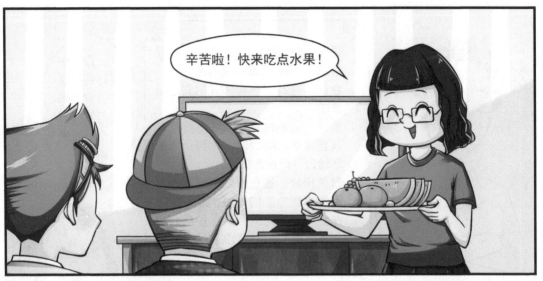

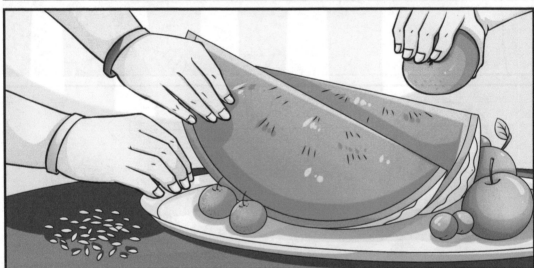

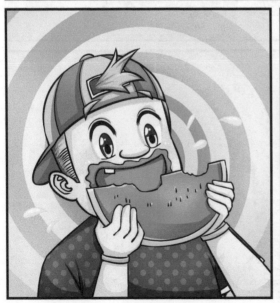

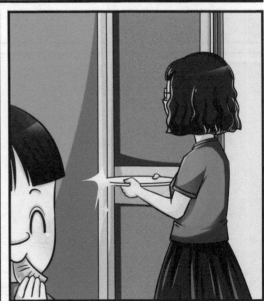

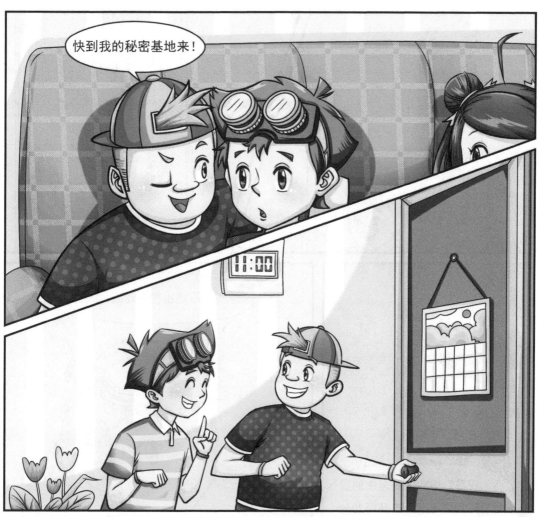

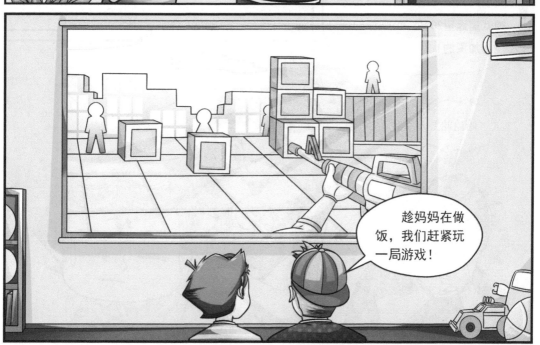

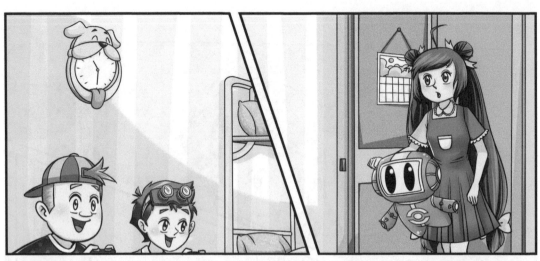

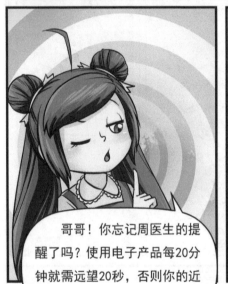

你刚才不是也在看动画片吗？

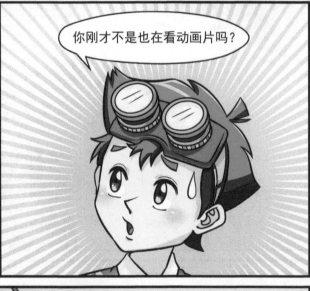

哥哥！你忘记周医生的提醒了吗？使用电子产品每20分钟就需远望20秒，否则你的近视会加深的！

我可没有近视哦！

哈哈哈！

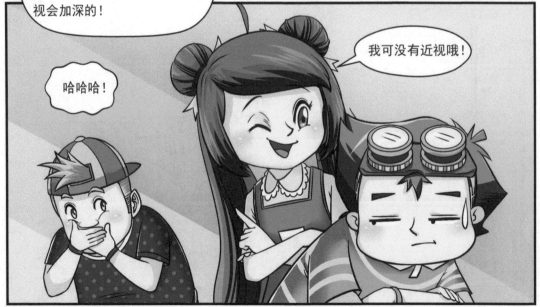

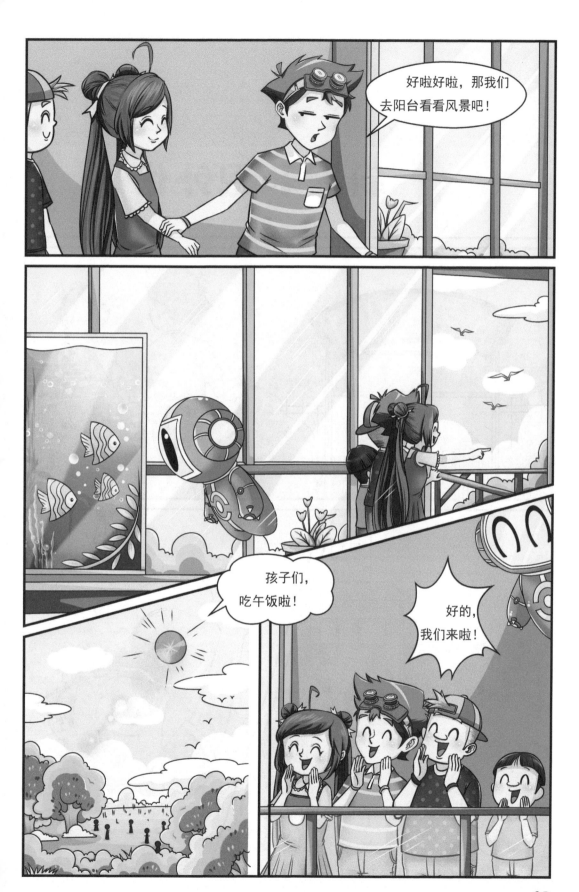

注意！

斜视和眼外伤

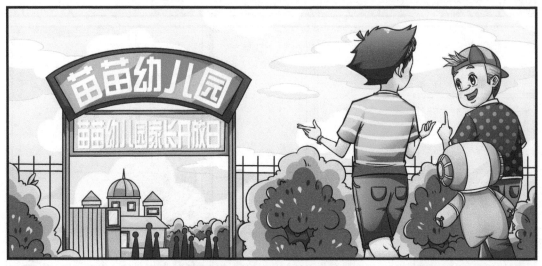

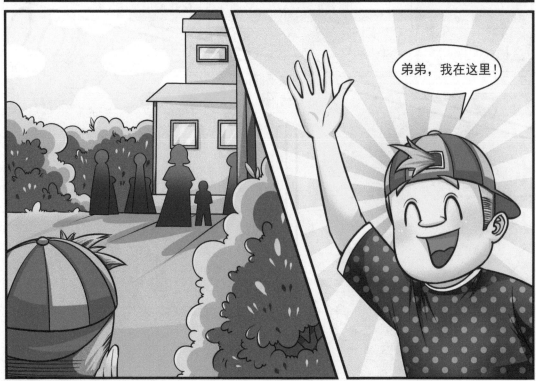

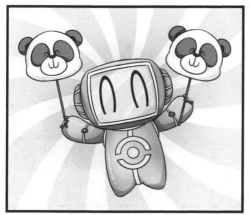

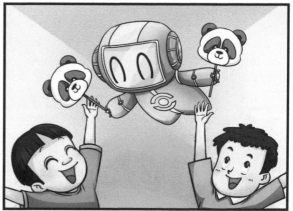

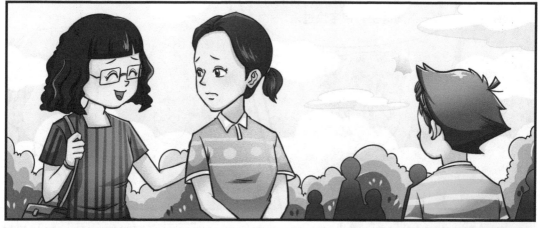

老师告诉多多妈妈，感觉多多看东西总是斜着看，担心他有斜视。

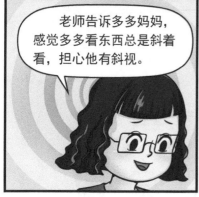

斜视？多多看上去没有什么异常啊？

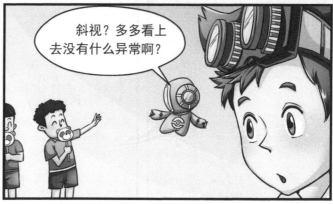

小智，要不你帮忙问问周医生吧！

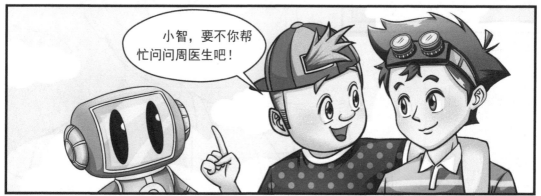

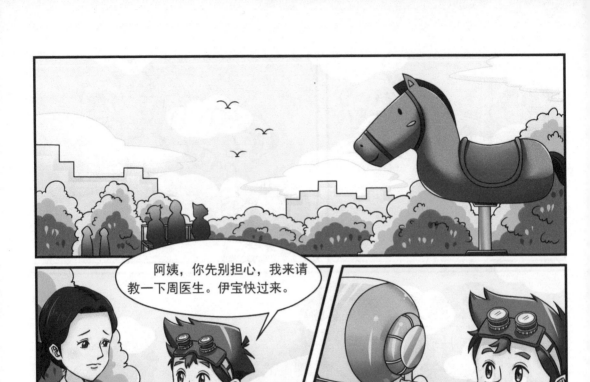

阿姨，你先别担心，我来请教一下周医生。伊宝快过来。

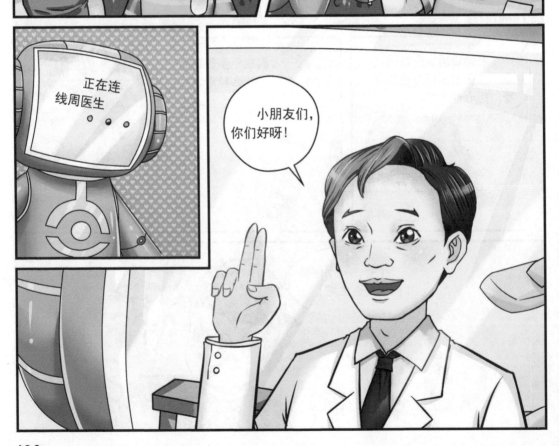

正在连线周医生

小朋友们，你们好呀！

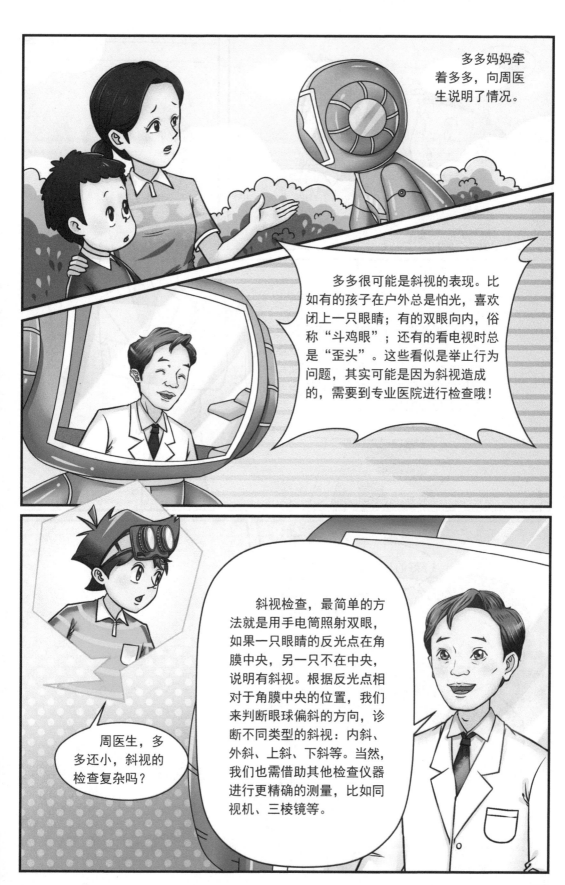

多多妈妈牵着多多，向周医生说明了情况。

多多很可能是斜视的表现。比如有的孩子在户外总是怕光，喜欢闭上一只眼睛；有的双眼向内，俗称"斗鸡眼"；还有的看电视时总是"歪头"。这些看似是举止行为问题，其实可能是因为斜视造成的，需要到专业医院进行检查哦！

周医生，多多还小，斜视的检查复杂吗？

斜视检查，最简单的方法就是用手电筒照射双眼，如果一只眼睛的反光点在角膜中央，另一只不在中央，说明有斜视。根据反光点相对于角膜中央的位置，我们来判断眼球偏斜的方向，诊断不同类型的斜视：内斜、外斜、上斜、下斜等。当然，我们也需借助其他检查仪器进行更精确的测量，比如同视机、三棱镜等。

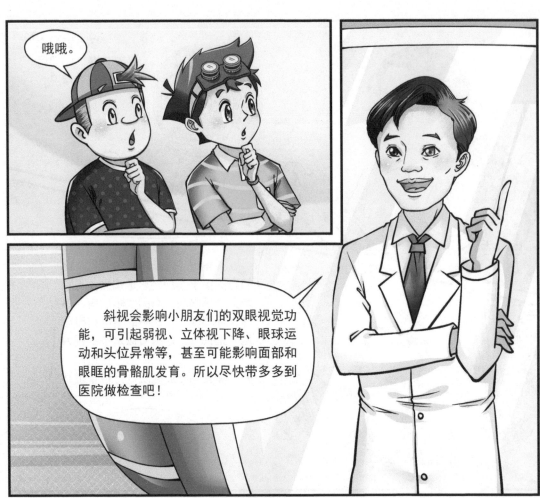

哦哦。

斜视会影响小朋友们的双眼视觉功能，可引起弱视、立体视下降、眼球运动和头位异常等，甚至可能影响面部和眼眶的骨骼肌发育。所以尽快带多多到医院做检查吧！

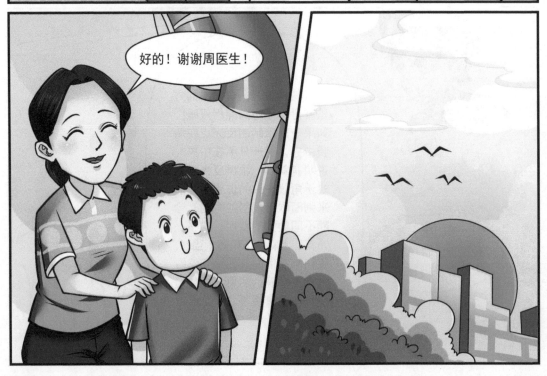

好的！谢谢周医生！

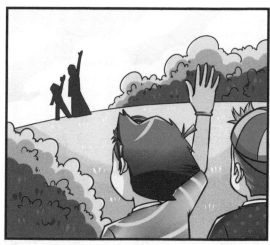

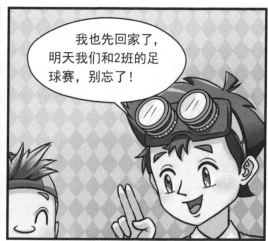

我也先回家了，明天我们和2班的足球赛，别忘了！

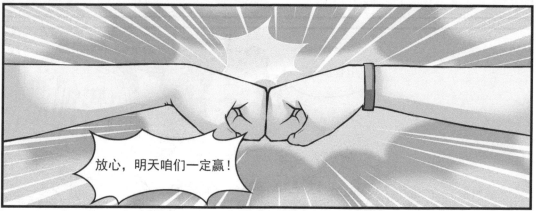

放心，明天咱们一定赢！

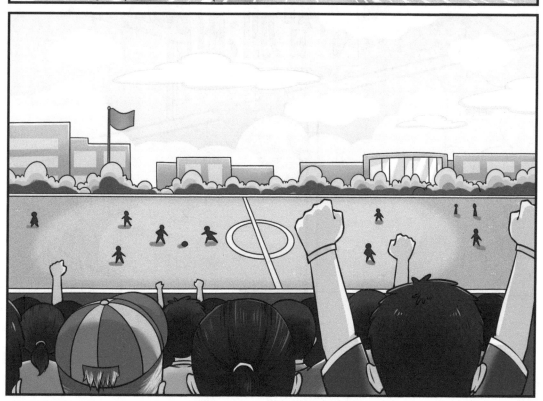

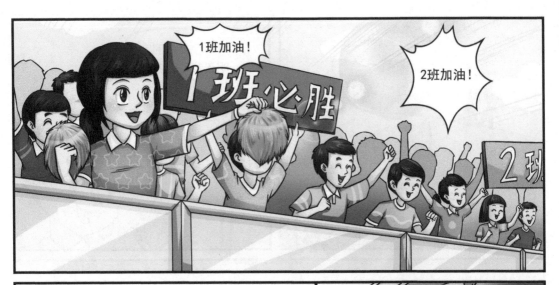

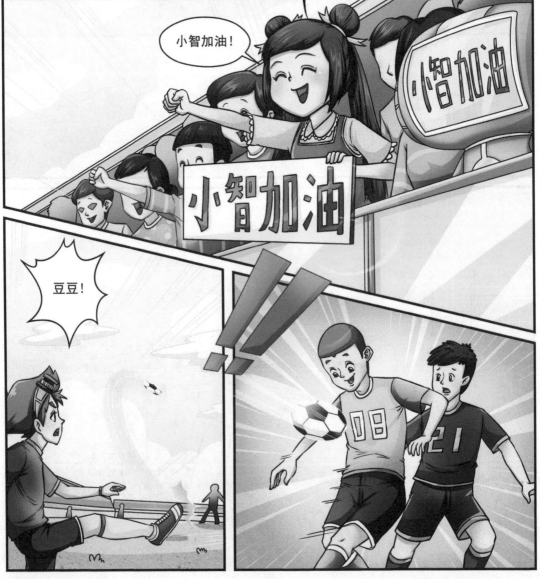

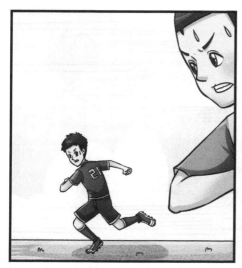
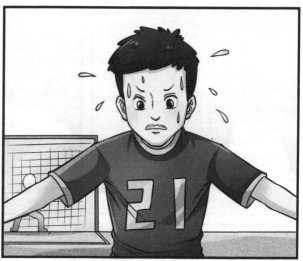
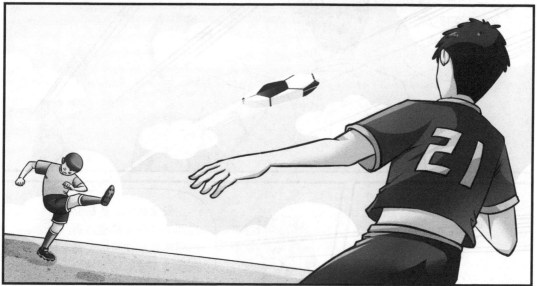
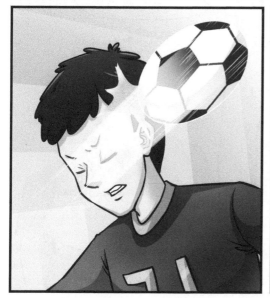
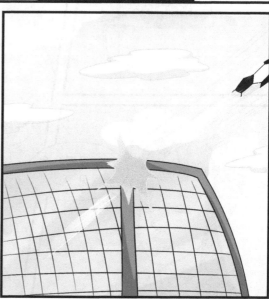

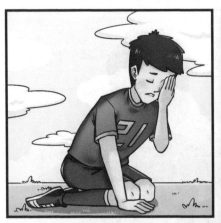

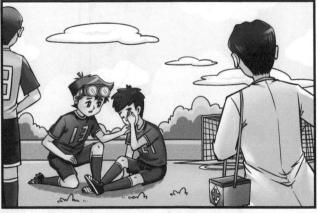

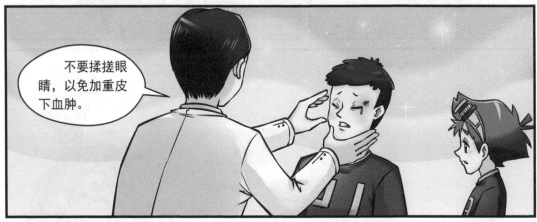

不要揉搓眼睛，以免加重皮下血肿。

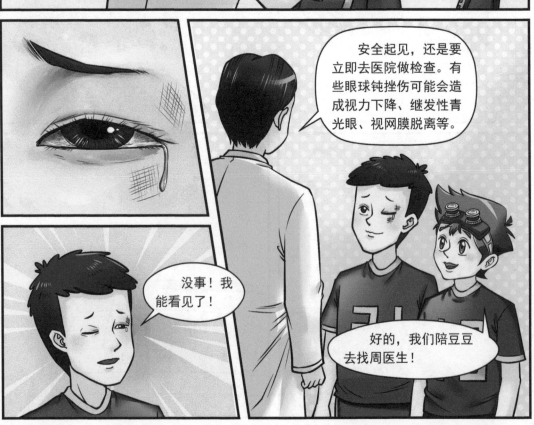

安全起见，还是要立即去医院做检查。有些眼球钝挫伤可能会造成视力下降、继发性青光眼、视网膜脱离等。

没事！我能看见了！

好的，我们陪豆豆去找周医生！

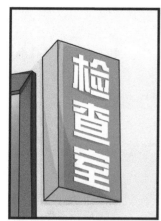

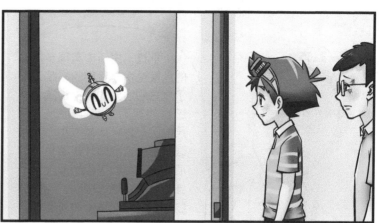

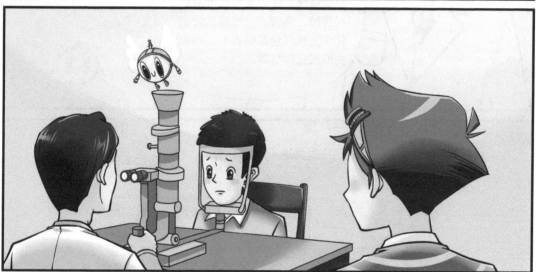

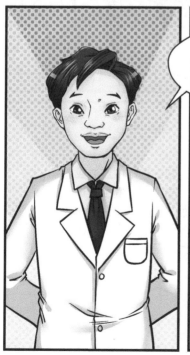

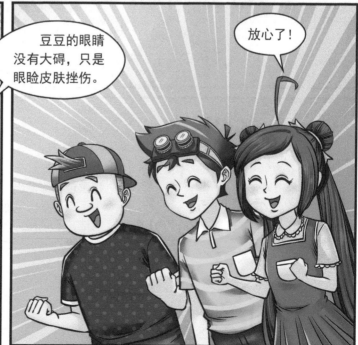

豆豆的眼睛没有大碍，只是眼睑皮肤挫伤。

放心了！

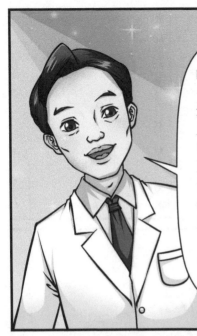

不过，生活中有很多潜在的危险会伤害我们的眼睛。除了豆豆刚遇到的眼部钝挫伤，还比如剪刀，美工刀，三角尺，圆规等，如果不小心戳到眼睛可能造成眼球破裂伤；小朋友们玩耍时可能造成灰尘或细小玩具等进入眼睛，导致异物伤；玩烟花爆竹时可能会导致眼烧伤；还有腐蚀性的液体（强酸、强碱），性质活泼的化学元素（金属钠等），可能会造成化学伤等。

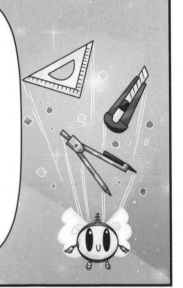

周医生，万一遇到了您说的这些眼外伤，我们应该怎么做呀？

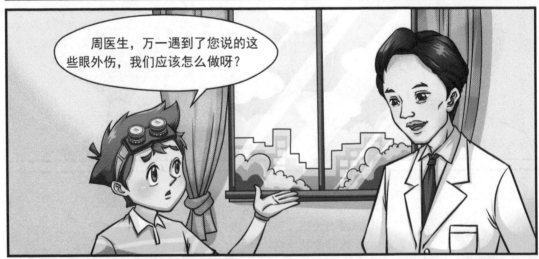

眼部受伤后，若出现眼中流血或有棕黑色物体流出，高度怀疑发生眼球破裂，应当尽快就医，就医途中保持伤口清洁，不可用力按压，以免造成损伤加重，更不能自行使用药物药粉。

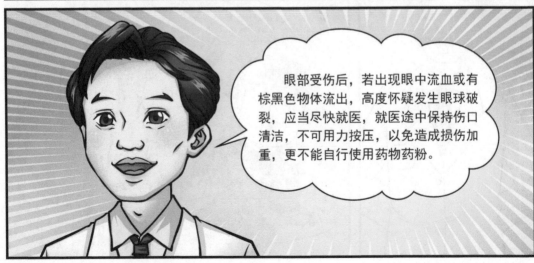

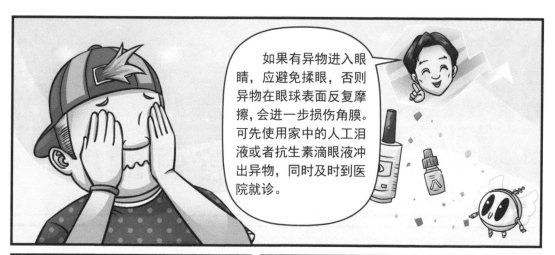

如果有异物进入眼睛，应避免揉眼，否则异物在眼球表面反复摩擦，会进一步损伤角膜。可先使用家中的人工泪液或者抗生素滴眼液冲出异物，同时及时到医院就诊。

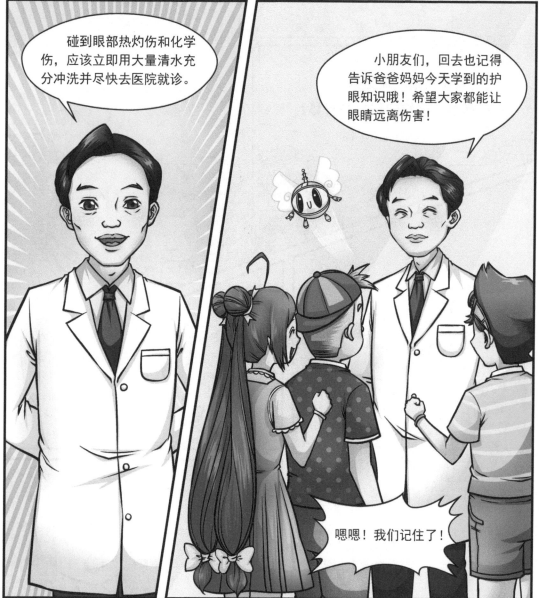

碰到眼部热灼伤和化学伤，应该立即用大量清水充分冲洗并尽快去医院就诊。

小朋友们，回去也记得告诉爸爸妈妈今天学到的护眼知识哦！希望大家都能让眼睛远离伤害！

嗯嗯！我们记住了！

护眼饮食：
均衡饮食更健康

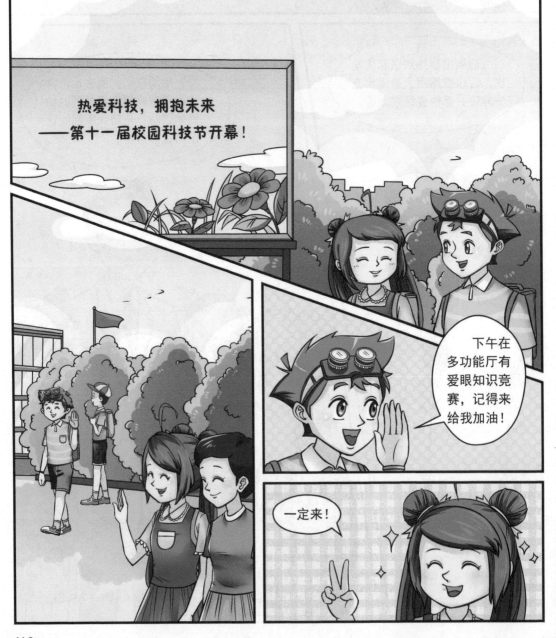

热爱科技，拥抱未来
——第十一届校园科技节开幕！

下午在多功能厅有爱眼知识竞赛，记得来给我加油！

一定来！

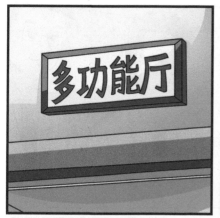

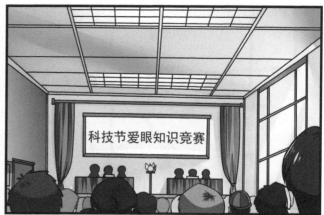

科技节爱眼知识竞赛

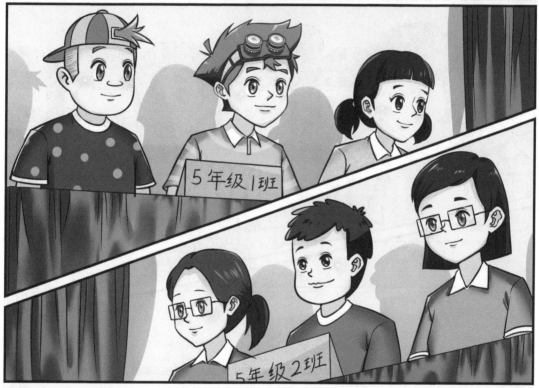

5年级1班

5年级2班

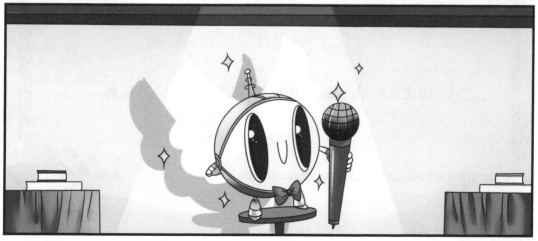

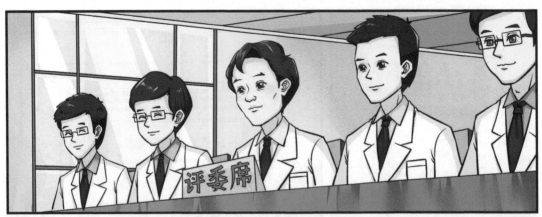

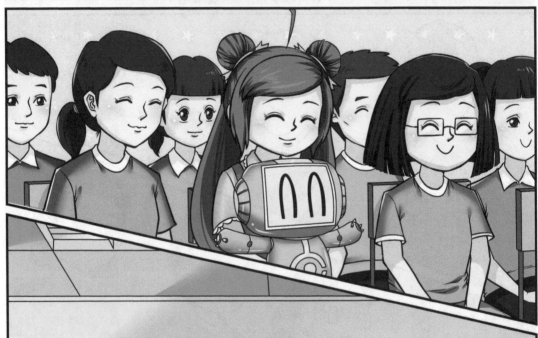

以下哪些维生素对保护眼睛有帮助？

1. 维生素A　2. 维生素B　3. 维生素C　4. 叶黄素

下一题。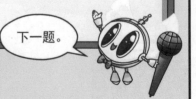

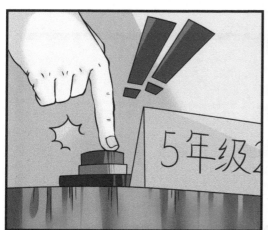

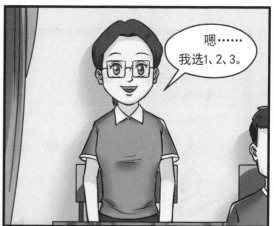

嗯……
我选1、2、3。

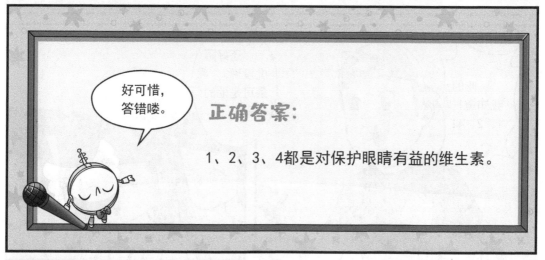

好可惜，
答错喽。

正确答案：

1、2、3、4都是对保护眼睛有益的维生素。

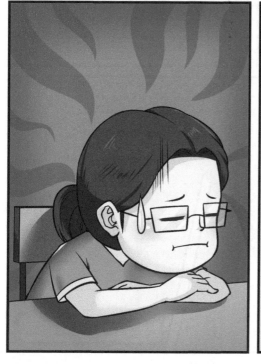

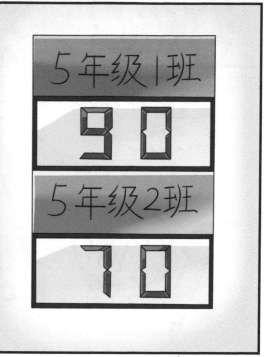

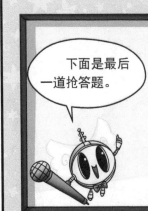

下面是最后一道抢答题。

以下哪些食物对保护眼睛有帮助？

1. 蓝莓　2. 胡萝卜　3. 薯条　4. 海带

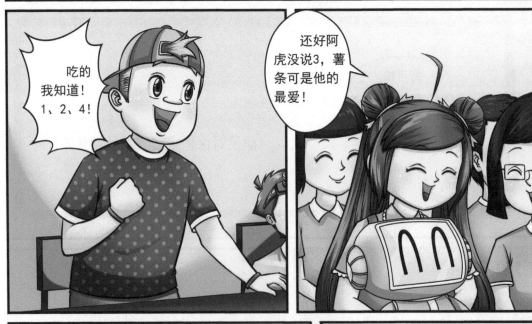

吃的我知道！1、2、4！

还好阿虎没说3，薯条可是他的最爱！

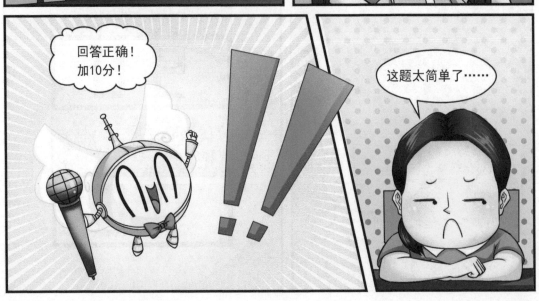

回答正确！加10分！

这题太简单了……

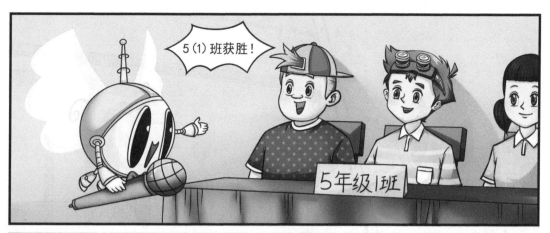

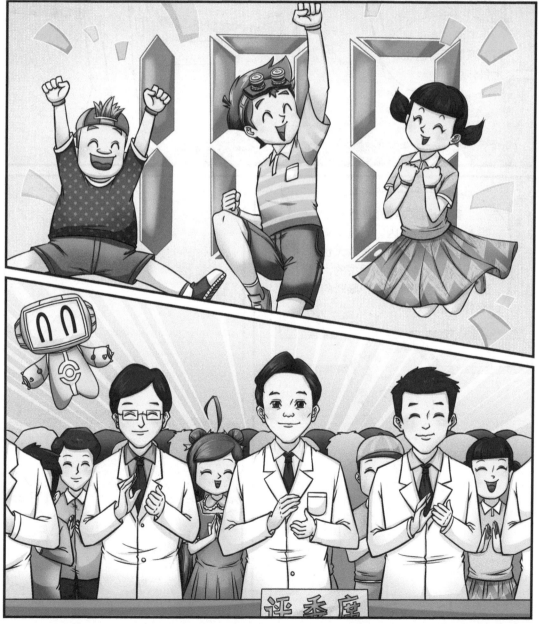

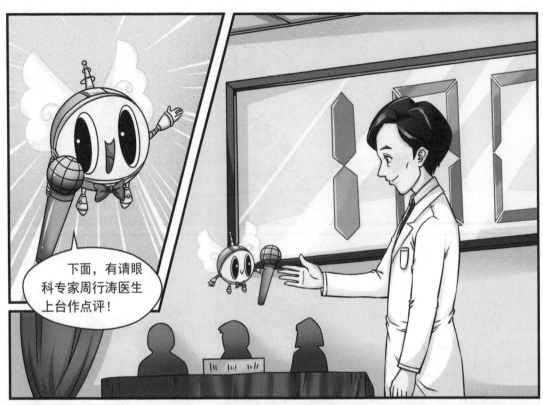

下面，有请眼科专家周行涛医生上台作点评！

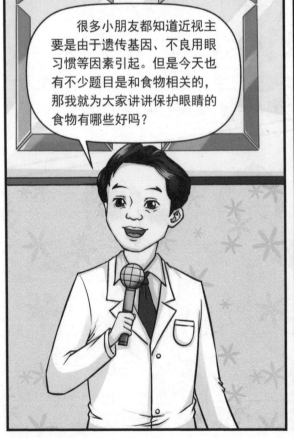

很多小朋友都知道近视主要是由于遗传基因、不良用眼习惯等因素引起。但是今天也有不少题目是和食物相关的，那我就为大家讲讲保护眼睛的食物有哪些好吗？

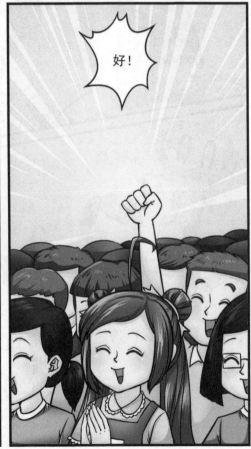

好！

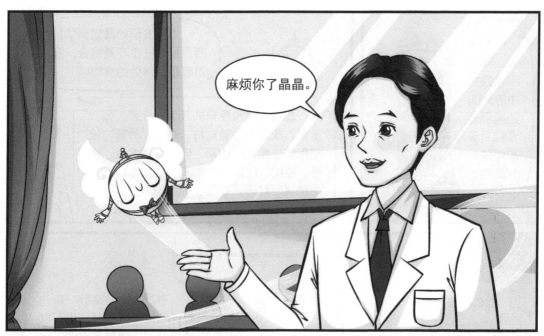

麻烦你了晶晶。

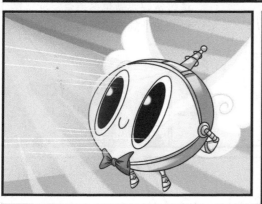

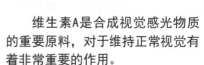

维生素A是合成视觉感光物质的重要原料，对于维持正常视觉有着非常重要的作用。

维生素B对提高视神经功能、保护角膜有帮助。

维生素C可以减弱紫外线对晶状体的伤害。

叶黄素是很好的抗氧化剂，可以保护黄斑、视网膜、脉络膜组织，减少光损伤等。

刚才题目中提到的维生素A、维生素B、维生素C、叶黄素等都对眼睛有一定好处。

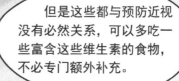

但是这些都与预防近视没有必然关系，可以多吃一些富含这些维生素的食物，不必专门额外补充。

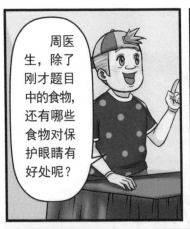

周医生，除了刚才题目中的食物，还有哪些食物对保护眼睛有好处呢？

小朋友们如果想保护好眼睛，那么一定不要挑食，多吃对眼睛有好处的食物哦！

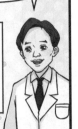

富含各类维生素的蔬菜、水果，如：玉米、胡萝卜、西红柿、菠菜、甘蓝、绿花椰菜、南瓜、山药、赤豆、黑木耳、海带、核桃、红薯、黑芝麻、猕猴桃、柑橘、山楂果、红枣、芒果、葡萄……

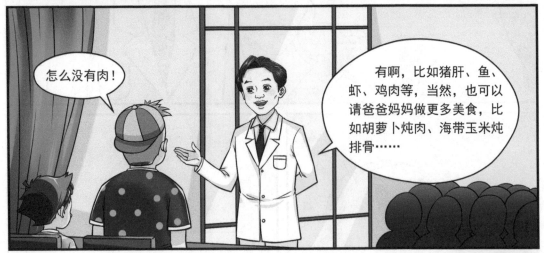

怎么没有肉！

有啊，比如猪肝、鱼、虾、鸡肉等，当然，也可以请爸爸妈妈做更多美食，比如胡萝卜炖肉、海带玉米炖排骨……

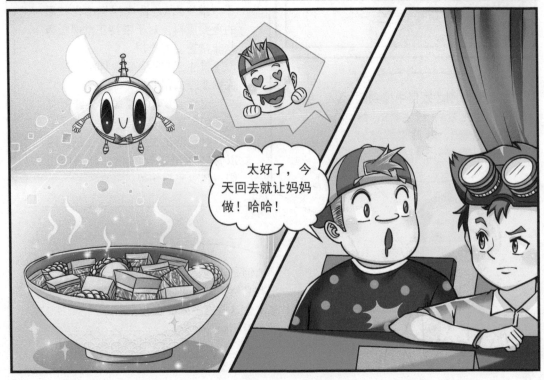

太好了，今天回去就让妈妈做！哈哈！

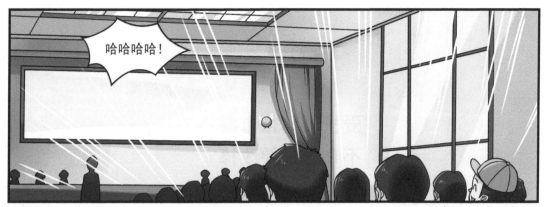

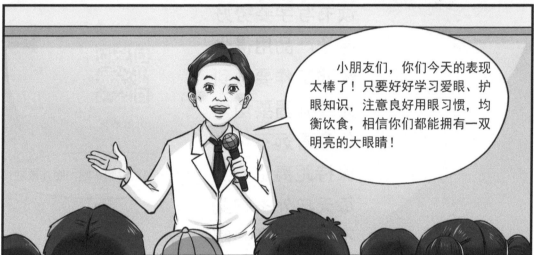

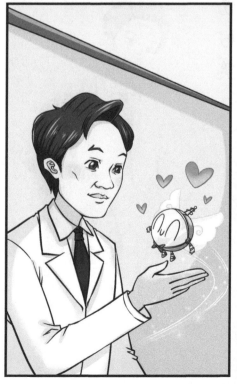

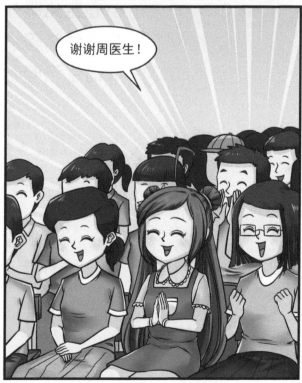

护眼儿歌

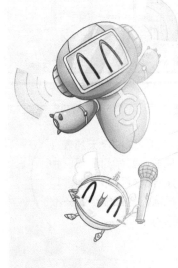

爱护眼睛很重要
不良习惯要改掉
一拳一尺需记牢
读书写字姿势好
电子产品用得少
预防工作要做到
光线强弱要均匀
休息看远不可少
保持距离记心上
每天户外多跑跑
不用脏手揉眼睛
小心避免眼外伤
明亮眼睛保护好
幸福生活哈哈笑

儿歌音频

大家一起跟着我来唱护眼儿歌吧！

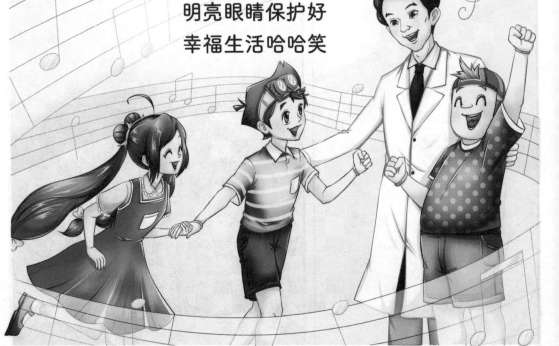

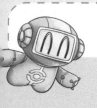

后记

亲爱的读者：

当读到这篇后记时，相信你已经跟随小智和他的伙伴们结束了一段奇妙的护眼旅程。不知道此行是否充满欢乐、让你受益匪浅呢？

健康是生命之基。2020年以来，随着新冠疫情全球蔓延流行，"健康"更是成为了人们最为关注的话题。为提升青少年群体健康素养，复旦大学健康传播研究所和上海市学校卫生保健协会共同策划推出了"健康智多星"青少年健康科普系列丛书，聚焦眼健康、传染病防治、口腔健康等青少年重要健康领域，邀请沪上相关领域的权威专家作为主编和漫画主角，带领读者一起在轻松幽默的漫画故事中，了解健康知识、树立健康理念并主动践行健康生活方式。

在"健康智多星"系列主角小智和小伙伴阿虎、萱萱、智能机器人"伊宝"充满乐趣的故事中，会遇到与我们生活息息相关的各种健康问题。如果你对书中的故事还意犹未尽的话，欢迎继续关注"健康智多星"青少年健康科普系列丛书。接下来，《智防传染病》《智胜口腔病》等读本将陆续推出，期待我们再次携手，一起踏上探索生命奥秘的新旅程，迈向幸福快乐的健康人生！

"健康智多星"系列编委会

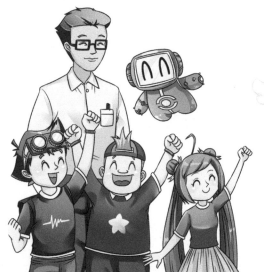

图书在版编目（CIP）数据

智护大眼睛／钱海红，曾艺总主编；周行涛主编. —上海：复旦大学出版社，2022.7（2025.3 重印）
（"健康智多星"青少年健康科普系列丛书／钱海红，曾艺总主编）
ISBN 978-7-309-16271-4

Ⅰ.①智… Ⅱ.①钱…②曾…③周… Ⅲ.①眼-保健-青少年读物 Ⅳ.①R77-49

中国版本图书馆 CIP 数据核字（2022）第 107208 号

智护大眼睛 "健康智多星"青少年健康科普系列丛书
钱海红 曾 艺 总主编
周行涛 主 编
责任编辑／夏梦雪
美术总监／汤筠冰
漫画绘制／南京酷朗文化传媒有限公司
儿歌朗读／王丽娜

复旦大学出版社有限公司出版发行
上海市国权路 579 号 邮编：200433
网址：fupnet@ fudanpress.com http://www.fudanpress.com
门市零售：86-21-65102580 团体订购：86-21-65104505
出版部电话：86-21-65642845
苏州市古得堡数码印刷有限公司

开本 787 毫米×1092 毫米 1/16 印张 7.75 字数 116 千字
2025 年 3 月第 1 版第 2 次印刷
印数 4 101—4 600

ISBN 978-7-309-16271-4/R · 1953
定价：36.00 元